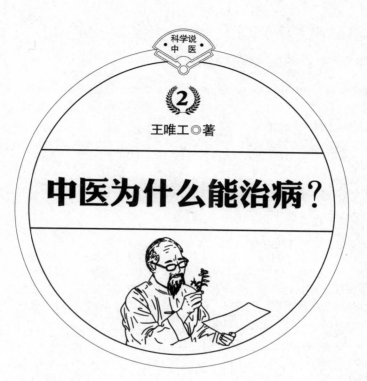

科学说
中医

2

王唯工◎著

中医为什么能治病？

海南出版社

·海口·

《气的大合唱》《气血的旋律》《水的漫舞》
王唯工 著
中文简体字版 © 2021 年由海南出版社有限公司出版发行

版权合同登记号：图字：30-2020-146 号

图书在版编目（CIP）数据

中医为什么能治病？/ 王唯工著 . -- 海口：海南
出版社，2021.7
（科学说中医）
ISBN 978-7-5443-9731-5

Ⅰ . ①中… Ⅱ . ①王… Ⅲ . ①中医学 Ⅳ . ① R2

中国版本图书馆 CIP 数据核字 (2020) 第 253923 号

中医为什么能治病？

ZHONGYI WEISHENME NENG ZHIBING?

作　　者：	王唯工
出 品 人：	王景霞　谭丽琳
监　　制：	冉子健
责任编辑：	张　雪
策划编辑：	李继勇
封面设计：	尚書堂·剐歆 BOOK DESIGN 13261351222
责任印制：	杨　程
印刷装订：	三河市祥达印刷包装有限公司
读者服务：	唐雪飞
出版发行：	海南出版社
总社地址：	海口市金盘开发区建设三横路 2 号
邮　　编：	570216
北京地址：	北京市朝阳区黄厂路 3 号院 7 号楼 102 室
电　　话：	0898-66812392　010-87336670
电子邮箱：	hnbook@263.net
版　　次：	2021 年 7 月第 1 版
印　　次：	2021 年 7 月第 1 次印刷
开　　本：	787 mm×1 092 mm　1/16
印　　张：	17
字　　数：	201 千字
书　　号：	ISBN 978-7-5443-9731-5
定　　价：	46.00 元

编者序

关于"中医科学化",长久以来,一直存在着几种不同的声音。有一群人将科学化解释为西医化,认为中医落后于西医,不屑于从事气与经络的科学化研究;另有一群人认为中医本身是另一套独立的体系,和科学不相关,只需要回到中医体系中研究经典就好;还有一群人认为中医体系即是科学的体系,不须再于此多做辩证,应思考中医本身的优势,以中医的思维来思考中医的未来。当然,也有一群科学家,不论主客观条件如何,不管理念如何分歧,他们在相信中医的信念下,默默地为中医的科学化和中医的现代化努力着。

在这当中,最具时代意义的,当数王唯工教授的论述。

王唯工教授通过脉搏与生理现象的关联,以压力和共振理论来类比血液在人体中的运作,成功地突破了中医科学化的困境。他不仅为传统中医建立了一套现代化的语言系统,同时也为长久以来破绽百出的西方循环理论找到了一个新出口。更难得的是,他所独创的这套气血共振理论一方面与传统中医的精神极为契合,另一方面还能够进行数字化与公式化,这是此前倡导中医现代化、科学化的人所没有做到的。

王唯工教授以此理论为契机,开启了一连串的科学实验和长达数十年的临床验证,随着一本本图书的问世,他的气血共振理论也日趋完善。他深入浅出地解释了许多现代病的病因和诊治重点,对中医的许多概念和原则进行了数学、物理、生理学上的解释，这对人类的健康和生命科学来说，无疑是一个很好的开端。我们看到，在这些先后问世的著作中，王唯工教授不仅通过气血共振理论对病毒感染、高血压、心血管堵塞、水肿等疾病提出了崭新的看法，他还结合传统中医和现代科学的理论对肾、肺以及颈等人体关键部位提出了独特的见解。王唯工教授用他独有的血液循环与能量医学的观点，告诉大众如何通过正确的饮食和运动达到养生保健的目的。他一再主张："西医是治你不死的学问，中医是让人活得快乐的学问。"通过对这套理论的不断探索、扩展和延伸，他找到了一个让中医以科学语言与普通大众进行沟通的方法，让不懂中国传统文化思维的人也能理解中医的内涵，理解"气""经络""阴阳五行"等之于人的意义。

王唯工教授以科学说中医，让我们很自然地对中医的科学基础充满了信心。中国台湾省的著名老中医马光亚先生评价说："古人言脉，大都是在脉的形象上兜圈子，王教授则是研究脉的原理，认定'气'是脉的原动力，并具体说明气血共振的道理，这是更上一层的成就。"美国国家科学院、工程学院、医学院院士冯元桢先生说："中医确实需要科学化，本书是应时而生。"

当然，一个新理论的诞生，也必然将面临观念、临床以及时间的考验与修正，甚至必须面对一些非理性与教条式的反对。而且，这套书所阐释的中医的科学基础也还有待进一步巩固和发展。作者认为，作为一个现代中国人，我们不仅要研究和发扬传统中医的王道医术，也要利用现代医学的优点，像靶向治疗、外拉手术甚至器官移植等就非常值得我们去学习并应用。西医的理论，治病的方法，药物的开发多是依靠统计学，也就是所谓的相关性，他对这些问题也进行了深入的探讨。无论是中医还是西医，这本应是人类医学相辅相成的一体两面，我们没有必要把时间浪费在争论孰是孰非上。所以，作者希望能够有更多的人投入中医科学化、现代化的研究中，希望可以用大规模的人体实验，有系统地分类，有层次地规划，来证明中医的实用性，来阐明中医诊治和中药配方的科学原理。他希望这套书可以作为一个垫脚石，能让后来者充分利用，进而用力地踏着它奋勇向前。

正如习近平主席于 2020 年 6 月 2 日在专家学者座谈会上的讲话中所说的："要加强研究论证，总结中医医药防治疫病的理论和诊疗规律，组织科技攻关，既用好现代评价手段，也要充分尊重几千年的经验，说明白、讲清楚中医药的疗效。"作者数十年前探索中国传统中医科学化、现代化的新思维、新方向的努力和勇气，与此不谋而合。也正是在这种数十年如一日的坚持下，在数以万计的患者的验证下，王唯工教授的理论在逐渐开花结果，基于这个理论而开发的脉诊仪也已服务于病患。

我们在想，这样一个以中国传统文化为根基，却又吸收了最先进的现代科技手段的创新理论，在接下来会如何发展呢？它对传统中医的拓展能不能得到大众的认可呢？又或者说，它能不能对我们的日常生活观念产生更加有益的引导呢？

我们对此拭目以待。

目 录

i

PART 2

气血的旋律

气血共振

共振与气 第一章

⮞ 水与湿

在中医的定义中,湿一直没有一个明确的症状。湿在西方医学中,好像也没有对应的病名或症状。

在本系列的其他图书中,我们会对水肿做详细的论述,我们认为中医对水肿的叙述并不多,多在水肿的第三阶段才有着墨(水肿的五个阶段可见本系列其他图书)。最近,除了《伤寒杂病论》和《金匮要略》这些经书外,我们又多进修了一些唐宋以后尤其是金元四大家的著作,对于湿有了更进一步的认识。

在用药上最明显的变化是,羌活、防风取代了麻黄、桂枝,而羌活、防风的特性正是祛湿。由仲景的伤寒,到宋以后的祛湿,也经过了将近一千年的演化。在这之间,有没有人文、地理,甚至天候之改变使得祛湿也发生了观念和功能上的变化呢?药王孙思邈曾说,"江南诸师秘仲景要方不传",但是治病终究是为了救命的,在生死攸关之际,又岂能知方而不用?其中的关键应该是该"要方"并不适合该地区的疾病吧!

依我们的看法,这应是百姓生活的区域发生了改变所导致的。汉代百姓多生活在北方寒冷少雨的黄河流域,自宋以后,百姓被大量转移到了温暖潮湿又多雨的长江流域。黄河流域在北方,全年雨量少,加之黄土不易存水,河中泥沙又重,故黄河流经地区湿度不会太大,因而寒邪是感冒的主因。而在长江流域,不仅雨量大,支流多,又有许多大湖,如洞庭湖、鄱阳湖、太湖等,而且在温暖的南方,水容易挥发，故其沿岸，湿度很大，因而湿邪就成了感冒的主因了。

在《内经·素问》卷四《异法方宜论》中，有"南方者天地之所长养阳之所盛处也""故其民皆致理而赤色，其病挛痹""中央者其地平以湿，天地所以生万物也众""故其病多痿厥寒热"之说。这似乎也点明了，气候环境之不同，会引发不同的疾病，如痿、痹。

当我们看到这些文献之后，就对湿有了进一步的认识。在本系列的其他图书中，我们分析水肿有五个阶段，而第一至第三阶段，就是二氧化碳在身体中某些部位因无法排出而堆积的阶段。其实这就是宋元以后，医家所称之"湿"。

有了这个认识，我们对中医的了解又迈进了一大步。二氧化碳堆积并吸收水分与之结合，在局部区域形成缺氧现象，因而使局部区域失去新陈代谢之能力，并进而成为细菌或病毒滋生之场所，这是中医对湿的了解。我们用现代生理学来将之诠释，就是缺氧之初期反应造成水气淤积，从而成了病原的温床。

所谓"夹湿成痰"，也就是病原生长后，人体细胞与之作战，因而产生了痰。痰是细胞抵抗病原的手段，也是抵抗病原之产物。痰与化脓有相似的性质，不同的是痰是身体抵抗时较为轻微的反应，而化脓时我们看到的已是战死的细胞及病原的尸体了。

俗语说"肥人多痰"。这是可以理解的，因为肥胖者多为二氧化碳排出不良造成之肥胖，而二氧化碳积聚之地，又是病原的滋生地。肥胖者体内多处积聚二氧化碳以成其肥，也就难怪各处生痰了。

俗语又说"怪病多痰"。因为痰的发生，表示已有病原之寄生，也就不再只是气血不顺而已的"正气不足"。因兼有外邪入侵，而这些病原千奇百怪，也就难免产生怪病了。

对于湿何以致病，我们将在对中医病因进行探讨时，进一步讨论。

☞ 中医之特色

中医将身体看为一个整体，相当于一个小宇宙，这一理论大家都已了解。

而中医如何以共振的频率来区别身体之各部位呢?

我们在这里将做更详尽的描述。十二经络比较明确的十条经络分别是肝（第一谐波），肾（第二谐波），脾（第三谐波），肺（第四谐波），胃（第五谐波），胆（第六谐波），膀胱（第七谐波），大肠（第八谐波），三焦（第九谐波），小肠（第十谐波）。我们认为第零谐波应为心包，为手厥阴之共振谐波。而心经是否为第十一谐波，仍未能确定。而各对应之器官也与相应之经络有相同之共振频率。

这里比较有趣的是对三焦经的认识。《难经》中提出三焦经对应之器官有名无形，而金元时期李东垣认为三焦经无形有状，后来张景岳提出大皮囊的看法，而清末民初唐仁川则认为三焦经是油膜。我们通过许多实验证明，三焦经之共振频率的确是第九谐波。而若将全身视为一个大共振腔，则其共振频率也是第九谐波。当我们练功时，气贯全身，所产生之频率也是第九谐波。由此可推论三焦经应是全身表面皮肤之下有血管丛、汗腺、神经等结构的一层，为"决渎之官，水道出焉"，是排汗的管道，相当于全身腠理的部位。人类因进化而有了三焦经，才可以全身出汗，这是狗等较低等的动物所没有的。这与三位先贤所见，确有相近之处。

而第零谐波所代表之心包，几乎包含了绝大部分中医所谈的心的功能。心经是第十一谐波，其分配之能量已经很小，究竟在中医诊断以及治疗上有什么重要性，目前我们还参不透。

要了解中医之诊断、辨证、论治、方剂等原理，三焦系统是一定要了解的。这个三焦系统分为上焦、中焦、下焦。《黄帝内经》中对上、中、下焦的描述并不多。《灵枢》："上焦出胃上口，傍咽而上。"《五味论》中有"上焦者受气而营诸阳也"，又有"甘入于胃，其气弱小，不能上至于上焦，而与谷留于胃中者"，表示上焦不是胃，而是"出胃上口之诸阳"，就是头面，此点王好古似乎已了解。而张元素提出"上主纳，中主化，下主出"，可解释为口、鼻主纳，五脏主化，而大肠、膀胱主出。

我们对三焦，也就是上、中、下焦的了解，来源于血液动力学的研究结果。在实验中，我们有两个重要的突破点，其一，血管本身有其共振频率，而血管之共振频率与长度成反比。这个反比关系，在不同的动物身上也同样可以看到。大象的身体大，血管长，所以共振频率低，心跳也就慢些，是十几赫兹。而人的共振频率大约是七十二赫兹。比人小的狗约为一百赫兹。更小的老鼠则为两三百赫兹，这个道理在以前的作品中讨论过。但是如果把人的血管，由心脏到头顶当作上段，两手打开通过心脏当作中段，而肚脐以下当作下段，则其长度之比又接近 1：2：3。也就是血管向头上走的频率最高，而走两手者在中间，而往脚下者为最低。而其频率之比应是 3：2：1。

三部九候在《黄帝内经》中的篇幅，远长于三焦（上、中、下三焦）：

岐伯曰：天地之至数，始于一，终于九焉。一者天，二者地，三者人，因而三之，三三者九，以应九野。故人有三部，部有三候，以决死生，以处百病，以调虚实，而除邪疾。帝曰：何谓三部？岐曰：有下部，有中部，有上部，部各有三候。三候者，有天有地有人也，必指而导之，乃以为真。上部天，两额之动脉；上部地，两颊之动脉；上部人，耳前之动脉。中部天，手太阴也；中部地，手阳明也；中部人，手少阴也。下部天，足厥阴也；下部地，足少阴也；下部人，足太阴也。故下部之天以候肝，地以候肾，人以候脾胃之气。帝曰：中部之候奈何？岐伯曰：亦有天，亦有地，亦有人。天以候肺，地以候胸中之气，人以候心。帝曰：上部以何候之？岐伯曰：亦有天，亦有地，亦有人。天以候头角之气，地以候口齿之气，人以候耳目之气。三部者，各有天，各有地，各有人。三而成天，三而成地，三而成人。三而三之，合则为九，九分为九野，九野为九藏。故神藏五，形藏四，合为九藏。五藏已败，其色必夭，夭必死矣。帝曰：以候奈何？岐伯曰：必先度其形之肥瘦，以调其气之虚实，实则泻之，虚则补之。

……

岐伯曰：审扪循三部九候之盛虚而调之。察其左右上下相失及相减者，审其病藏以期之。不知三部者，阴阳不别，天地不分，地以候地，天以候天，人以候人，调之中府，以定三部。故曰刺不知三部九候病脉之处，虽有后过且至，工不能禁也。诛罚无过，命曰大惑，反乱大经，真不可复。用实为虚，以邪为真，用针无义，反为气贼。夺人正气，以从为逆，荣卫散乱，真气已失，邪独内著，绝人长命，予人夭殃。不知三部九候，故不能久长。因不知合之四时五行，因加相胜，释邪攻正，绝人长命。邪之新客来也，未有定处，推之则前，引之则止，逢而泻之，其病立已。

其二，是三部九候的实验。我们依照《黄帝内经》的指导，在三部九候所定义之穴道，做了脉波的量测，以谐波分析来了解各个特定穴道其谐波分配之情形。很有趣的是，如果以手部之穴道当作标准，除了相应之肝经或脾经之第一及第三谐波会较大之外，所有脚上的穴道（包含九候之外）都有第二谐波（肾）相对较大之特性。同样以手为准，则头上的穴道的第六谐波（胆）都比较大。而在此比较中，手上血管量得之第四谐波，都比头上血管或脚上血管中的第四谐波分量大了许多。

由这个结果来看，到头上的血管都选第六谐波，到手上的血管都选第四谐波，到脚上的血管都选第二谐波。由波长来看，也是1：2：3，或频率是3：2：1，与血液流体力学的结果不谋而合。

通过这个结果，我们对于血流在身体分频的生理原则有了更进一步的认识：由血管来的共振，往头上走的血管最短，共振频率为第六谐波（胆）；往手及身体（头以外）之上半段走的血管稍长，共振频率为第四谐波（肺）；而往下半身一直到脚底的血管，其共振频率为第二谐波（肾）。

如此，我们就可以把三部九候的诊断及治疗的原则更加精准地应用，且与上、中、下焦的理论也不谋而合。

但另外一个三焦经（第九谐波）又该如何了解呢？

⊰ 三焦经与全身之气

当我们研究气功时，请了有功夫的师父运气或做发气的动作，同时测量其脉波的变化。于是发现了共同的特性：总是第三谐波、第六谐波与第九谐波同时变大。也就是脾经、胆经、三焦经的脉波振幅会变大。而发出至体外的波动，则以第九谐波为主。而第三、六、九谐波之比为1：2：3，这好像又是一组有趣的配对，像音乐的和弦一样。

　　我们进而研究补气的中药,如人参、灵芝,甚至茶及咖啡等饮料,发现这些会让人觉得有精神的补气食物,都有增加第三、六、九谐波能量的功能。加上这三个谐波1∶2∶3的比例关系,让我们对这一组像和弦一样的谐波,必须另眼看待了。

　　等到观察了许多病人之后,我们居然又发现,所有因病毒感染而发病的人,其第三、六、九谐波之能量较常人低很多;而其第四及第七谐波,也就是保护心肺的脉波则高了很多。

　　上面所述的第二谐波是人体血管从肾脏到脚这一段的共振频率。主血管的共振频率,影响了身体这一段的穴道、器官,甚至就连骨骼、肌肉也都受到了影响,这些骨骼、肌肉都是由第二谐波推动的血液波来供血的。这里所说的器官包含膀胱、生殖器官、肾脏等。从血管的解剖来看,在肾脏以下的血管,就以第二谐波为共振频率了。

　　由此可知,在肾以下的组织,如果是膀胱经,就有两个共振频率,一为第二谐波(肾),一为第七谐波(膀胱经)。同理,在肾以下之胃经,其共振频率就是第二谐波(肾)及第五谐波(胃)。下焦之肝经为第二谐波(肾)及第一谐波(肝),胆经为第二谐波(肾)及第六谐波(胆)。下焦脾经为第二谐波(肾)及第三谐波(脾),而肾经则只有一个第二谐波。这两个共振频率一是下行血管的共振频率,二是经络的共振频率。

　　同理,在两手之间的血管(中焦),其共振频率都是第四谐波(肺)。而通过其间的经络,则有第四谐波及其经络的共振频率,如胃为第四、五谐波,肝为第四、一谐波,大肠为第四、八谐波,胆为第四、六谐波,膀胱为第四、七谐波——所以第四、七谐波脉波为中焦膀胱之共振频率,也就是所有重要器官之共振频率,因为重要器官之供血,都受到膀胱经通过的交感及副交感神经节控制,而中焦膀胱经,正是所有重要器官的集中地，尤其是心、肺。

同理，到头上去的经络都在上焦，其血管的共振频率就是第六，而头上之胃经为第五、六谐波（胆经只有第六谐波），膀胱经为第六、七谐波，三焦经为第六、九谐波等等。

由此来看，《内经·素问》卷三《六节藏象论》所说"凡十一藏皆取决于胆也"，就不难理解了。这是说"脑子是十一藏的主宰"，而胆经之共振频率，恰巧就是到脑子（上焦）去的主要供血能量的来源，如果胆经虚了，脑子供血不足，所有决断之功能都将退化。

❧ 由三、六、九共振频率看《伤寒论》

由三、六、九这个全身共振频率的特性，我们也可以做些推敲。即由病毒之感染，也就是《伤寒论》所讨论的主题展开讨论。

我们在被病毒感染的病人身上发现了共同的脉象，那就是第三、六、九谐波都比平常人低了很多。第九谐波是全身外皮之下、腠理之间运行的气，这与中医所谈的卫气，不谋而合。而第三谐波为脾经之共振频率，也就是消化食物、运送营养的主力，与中医所说的营气也相合。

在《伤寒论》中，仲景总是说病入少阳，在半表半里之间。五脏属阴为里，六腑属阳为表，迟者脏也，数者腑也。从这个角度来看，心、肝、脾、肺、肾都属里，而胆、膀胱、大肠、三焦、小肠属表，胃为半表半里之器官。

可是《伤寒论》却说病入少阳，也就是由太阳（膀胱经）转进少阳（胆经）为半表半里。这里的表里，与五脏六腑之表里，及以胃为半表半里，为何有不同的见解？

我们看到的病毒入侵，其最严重时的脉象是第三、六、九谐波全变小，而第四、七谐波变大。第三、六、九谐波变小说明病毒正在与我们的身体作战，其中的第九、六、三谐波正是病毒的进攻路线；而第四、七谐波变大，说明我们的身体保卫中枢正在采取措施应对。

由病毒这个入侵路线来看：第九谐波，三焦经在表，此时卫气在抵抗。而桂枝、麻黄或羌活、防风，都是将病毒赶到第九谐波之外的药物，这些药物通过发汗、祛湿等手段，重整卫气，并将病毒赶到体外。

如果此时无法将病毒赶走，病毒必循第九谐波到第六谐波再到第三谐波的途径继续深入。到了少阳（胆），则正是三焦经（表）、脾太阴（里）之中间。故由病毒的入侵路线来看，到少阳（胆）时，正好是半表半里之间。而病毒再入侵，则入肺、脾（太阴），更进入肾（少阴）、肝（厥阴）。从《伤寒论》的病由外向里传的顺序来看，我们发现的各经络的共振频率，也与张仲景所提示的顺序不谋而合（由表至里之顺序为谐波共振频率由大到小之顺序）。

◈ 三焦经之特性

就十二经络而言，各自有其共振频率，而三焦经却是其中的提纲。

三焦经是全身外罩之提纲，也就是金钟罩、铁布衫所锻炼的重点，可将气贯穿全身，从而达到号称"刀剑不入"的境界。这个第九谐波的共振频率，与运动科学发现的身体以全身为单位的共振频率，以及气功研究发现的处于气功态时的脑波的共振频率（处于气功态时脉波也有相同的共振频率），都非常接近，其间是否有些关联，有待进一步研究。

更有趣的是，这个第九谐波与地球电离层之舒曼共振频率也非常接近。由气功态、三焦经诱发之全身共振，可进而诱发同频率的脑波。此脑波是否会因此而与舒曼共振的电磁波或地球磁场接轨，因而产生一种"天人合一"的宁静、安详的感应呢？这也是从事灵修、心灵科学或心灵心理学的人值得研究的方向。

三、六、九系统的各谐波相互之间也产生共振并形成更进一步的谐波，六为三之二倍频，而九为三之三倍频，与音乐之和弦一样，不仅和谐，而且因相互交融而增强，人的身体也因此而得以健康。第九谐波为卫气，而第三谐波，脾经管理消化、吸收及统御血液，也就是营养之布输，是中医所谓营气。三、六、九系统就是叶天士所提倡的营卫系统，而第六谐波（胆经）在枢纽的位置，为由表入里或由里出表之关键，也负责平衡营气与卫气之消长。

⋙ 三焦系统

三焦系统或三部系统，也就是上焦（部）、中焦（部），及下焦（部）。此系统不论在中医之诊断或中医之治疗中，都是必须仔细了解的重点。

所有到头上的血，大部分是由胆经（六）供应的。而头上的胃经则以胆经（六）及胃经（五）之共振频率为主，这个共振频率决定其供血之总量。因此对头上之胃经而言，不论是第六谐波或第五谐波能量不足，都会造成胃经分布的脸部缺血，因而脸上气色不好，长青春痘，长黑斑，以及鼻子不好，下牙痛等。同样的，胆经不好影响更大，因为整个头上的气血都以第六谐波为主要供血之源头。而胆经与大肠经不好，则上牙不好，鼻子不好，等等。所以治头部的病，不论发病在哪条经，都一定要先想到治胆经。同理，诊断是胆经不好就要想到这对应的是头面上的疾病。知道了胆经（六）是头上供血之主帅，那么由第六、七谐波能量不足，就可知道是头上的膀胱经出了问题。同理，第六、九谐波不好，就是头上的三焦经出了问题；而第六与十谐波不好，就知道是头上的小肠经出了问题。如果是头痛，就可分辨出是第六谐波加某经络之能量不足或血分受伤。治疗时，可先找到受阻之处，如为外伤，可直接以物理手段治疗，或以归经药直接将血引导至患处（这部分将在以后详细介绍）。

而双手之间，脖子以下，肾脏以上的部分就是中焦（或中部），此部分血管之共振频率为第四谐波，也就是肺的共振频率。所以在此位置之其他经络，如胃经，则是以第四、五谐波的能量为主要供血的能量；如胆经，则以第四、六谐波之能量为主要供血之能量。其他各部分也是相同的原理。在这里有一个问题，如果第四、六谐波能量不足，那是中焦胆经的问题，还是上焦肺经的问题呢？其实了解经络走向的读者立刻就能知道答案，是中焦胆经的问题，因为上焦没有肺经。

而肾脏以下的身体部位，都由肾经的共振频率（第二谐波）供血，同样也遵循相同的原则。下焦胃经（第二、五谐波）、下焦胆经（第二、六谐波）、下焦肝经（第二、一谐波）、下焦脾经（第二、三谐波）、下焦膀胱经（第二、七谐波）也有同样的问题，如是，二、四或二、六如何与四、二及六、二分辨？其实身体的设计的确微妙：下焦没有肺经，所以第二、四谐波能量不足，一定是中焦肾经不好，其实中焦肾经不好，就是喘病的主要病变位置。而上焦也没有肾经，所以第二、六谐波能量不足，必定是下焦胆经不好。而膝盖病多在下焦胆经或下焦脾经。

由以上的介绍可以知道，我们在诊断时，不能只知道哪条经不对，哪条经不好，更要知道是上部某某经、中部某某经、下部某某经有问题，从而更精确地诊断出病变位置或病变器官来。

⇝ 营卫系统与三焦系统

我们已经介绍了营、卫二气（三、六、九和弦）是如何在表里之间出入的，而三部也告诉我们上、中、下是如何分布的。三、六、九和弦是由里到表的共振，而二、四、六和弦（其谐波比例也是1：2：3）则是上、中、下部的共振。如此整个身体之表里、上下都有共振频率各司其位。营气在第三谐波时，为在里，经过第六谐波（胆）则可走向第九谐波。所以中医常说，睁开眼睛看东西时，卫气布全身。闭起眼睛休息时，营气活跃，卫气就收回来。这与我们休息时的情况相当符合。而且静坐时，都要闭目或重帘（眼睛半合，视而不见），这也是相同的道理。静坐时，因为脑子活动少了，第六谐波的能量下降，同时第九谐波的能量也下降，故此时脑波也呈现出安静态，以低频的规律波为主，有些像睡觉的状态。而一睁开眼睛看东西，脑波就会产生大量高频的杂讯。

对上、中、下部来说，上部是胆为总管，也是五官之所在。不论口吃食物，鼻吸空气，耳听声音，脑子思考，吸收知识，都在此进行。所以《黄帝内经》认为是咽口以上，而张元素大师也认为是入口，所指的是声、光、资讯、食物、空气等的入口。

而中部（焦）则是以心肺为主的各个主要器官之所在，不论是吸进来的氧气，或是吃进来的食物等等，都在这个部位进行处理。也就是张元素大师所说的"化"。

下部（焦）是肾及以下的部位，此处包含肾、膀胱、大肠、直肠等排泄器官，也包含了生殖系统。就身体而言，具有废料之排出及生殖功能；仅就本身的功能而言，就是出口。

这个三部或三焦就是进口、运化、出口之分工。而血液之分配上，就由第六、第四、第二谐波来负责。

总的来说，第三、六、九谐波，就是表与里的规划，而第二、四、六谐波则为上、下或进、用、出的规划。

这个第二、四、六谐波的强弱，是由往上、往中及往下的血管本身是否健康而又吊挂在良好的骨骼架构之上决定的。所以这个和弦非常和谐话，就表明人体的血管系统本身很健康（这已包含了心脏，甚至肺脏），而且还表明人体的骨骼也很健康，身体的姿势也很中正。

当然，这都不是几天的运动、服药或物理治疗可以改善的。

这个第二、四、六谐波系统主要被先天的条件所决定，其和弦最基础的音就是第二谐波，也就是肾。由此认识和弦之结构，就可了解中医为何认为"肾"为先天之本。

≈ 卫气与外气

第三、六、九谐波的和弦系统，是身体由里到外的系统，是我们最容易感觉也最容易控制的系统，一般的外功、气功可轻易地将此系统鼓动起来。一些补气的中药，如人参、灵芝等，因为它们很容易让我们的身体发热，所以也很容易被我们感觉到，我们也就很自然地认为这些中药很补。其实在现在流行的药膳中，是以补气的食物为主流的，吃过了身体觉得暖暖的，也就以为是很补了。

这个三、六、九的和弦系统，大都由被神经控制的软组织所组成。第九谐波主要在大包覆之膝理中，第六谐波主要在头部，而第三谐波（脾）主要在全身的肌肉中。三、六、九的和弦系统大都可以随意放松或收缩，因此在练习时最容易进行控制。只要稍稍训练，一提气，就可以把三、六、九的和弦的振动进行加强。但这个和弦系统因为容易振动，容易控制，难免也容易产生副作用。

在从第三谐波进入第九谐波的过程中，能量由里向外行。因为第九谐波之能量已在体表，很容易就可与外面的能量相互作用、相互感应，所以第九谐波是身体防卫大军的第一道防线，也是卫气之所在。因为已在体表，所以这个共振频率很容易就能从体表发散出去。这就是外功的由来。如果发散到了体外，那就是俗称的外气。

也就是这个容易发射出体外的特点，使三、六、九和弦在此基础上又多出了许多其他的特质。许多练外功的人（台湾地区以前有许多人练外丹功）练久了，身体就像火球一样，别人一靠近，就能感觉到暖暖的。可是因此脾经（三）不足，他自己本身反而会内寒、畏寒。因为气都跑到体表去了，跑到体外去了，别人当然觉得你暖暖的，但肌肉内的气都被引到体表去了，自己当然会觉得内寒。而一些发功替人治病的人，这个内寒、畏寒的现象更严重。很多号称气功大师的人，夏天都穿着皮衣，一吹冷气就打喷嚏，胆经（六）也同时会变虚。还有许多练外丹功、自发动功的人，练久了会变得有些神经不正常，甚至"走火入魔"。这些都是因为气由第九谐波漏出到体外了。不论是自己有意的还是无意的，只要将体内的气送到体外去了，就会伤到胆经，从而造成脑部供血不足。

中医常说的"虚不受补"也是相似的道理。身子虚或没有底子的人，三、六、九和弦的共振已失衡，吃进来的补气药无法通过第六谐波（胆）而进入第三谐波（脾），只能补到第九谐波（三焦），其药效很快就散了。所以极虚的人，反而要从第二谐波或第三谐波进行加强，切记不能随便吃一般的补气药。

胆经为两组和弦之共同频率

大家一定已发现三、六、九和弦与二、四、六和弦有一个共通的音符，那就是第六谐波。这个第六谐波很可能是这两个和弦系统的能量交换机。经由第六谐波，将三、六、九和弦中共振的能量与二、四、六和弦中共振的能量做交换。这个工作可能随时都在进行，更提高了胆经"凡十一藏皆取决于胆也"的重要性。坊间有些书鼓励大家拍打胆经，就平衡身体的气机而言，拍打胆经的确是个平衡全身气血的好动作。尤其是吃过一些补气食物后，可以通过拍打胆经来克服"虚不受补"的问题。而拍打的频率最好与心跳一样，这样子才能增加共振之效果，就像荡秋千一样，推的频率要与秋千的振荡频率一致才能荡得高。因为胆经是心跳的第六谐波，所以拍打时要干净利落，快速一拍，与心跳同步。其实这种拍法对其他经络也有一定的用处，只是胆经是枢纽的角色，与心跳同步拍打，其效果会更好。尤其是饿肚子时，此时第三、六、九谐波较强，其拍打效果是最好的。而饭后，则不妨走路，手（四）脚（二）之摆动可以大些，也要与心跳同步。因为饭后气走二、四、六和弦，走路时自然能补充这个和弦的能量，进而平衡阴阳。

人在紧张的时候，肾上腺素大量分泌，心跳加速，血液大量涌向肌肉及体表，也就是涌入三、六、九和弦中，尤其向第九谐波集中。所以不论是考试，或是智力竞赛（如下棋、打牌），愈紧张其结果愈差。这个紧张的机制，只在体力上有增强作用，像是全靠体力的田径比赛，紧张会增加爆发力。

≈ 只有两组和弦的大乐器

身体是个大乐器，此前已有介绍。这个乐器中最主要的和弦有两个，一为三、六、九和弦，一为二、四、六和弦。先有了这个重点的认识，我们就能对中医许多诊断、方剂、物理治疗等，做更深入的探讨。

身体就像把乐器，弹拨者是心脏。这把乐器有零至十一谐波共十二个音符，分别与各经络及脏器共振。共鸣箱就是脏器及其对应之经络。而血管之共振，分为上部、中部及下部，分别与胆经（第六谐波）、肺经（第四谐波）、肾经（第二谐波）共振。而共振频率在肌肉及皮肤中则三为里（脾）、九为表（三焦）、六为半表半里（胆）。

这个乐器只有十二个音符。这些音符都是互相独立的，就像我们在三维空间中的 X 轴、Y 轴、Z 轴一样，各个轴的分量可以各自相加，但 X 轴与 Y 轴上的数量则不能相加，同样 Y 轴与 Z 轴上的数量也不能相加。这就是数学或物理学中的向量的定义。

这十二个音符的特性基本上是线性的，是在十一维空间（X、Y、Z 为三维空间）中各自独立的。当气的乐曲开始由心脏弹奏时，各个音符不是单独地在不同时间响起的，也不是几个音符在同一时间发出声音的，每次心脏所弹奏出来的都是大型交响乐。这十二个音符，分别由十二个共鸣箱分配在全身各处，并放大其共振或共鸣的特定谐波，在同一时间，一起发声。

从这个角度来看，当心脏每次打击时，全身的十二个共鸣箱会同时响应。这十二个共鸣箱既共同合作又相互独立，并且它们各自的声音强度，只能在自己的频率（或谐波）中相加或相减。

第二章 中西医的比较

⁀ 中医与西医之比较

如果独立地看每一个谐波能量之加减，其规则，与西医是完全相同的。西医在药理学中最常用的是 synergetic（协同作用），可以有 agonist（激动剂）或 antagonist（对抗剂），使其正面增加，或是负面减少。其实这个协同作用就是中医药理中的补与泻，或温热与凉寒的意思。

在继续往下分析前，我们先把中医药的理论与西医药的理论做一些简约化的介绍，希望把能够同化的部分先分离出来，再进一步来仔细分析中、西医药之歧异部分是如何产生的。

我们先从中医对健康的定义谈起。中医认为平人，就是没有病的人，"阴平阳秘"，追求的是"致中和"。简单来说，就是各谐波的气血都在正常的范围之中。

而西医则对身体各部位做解剖的定义，全身二百多根骨头都有标准的长度及宽窄。肌肉、软骨、韧带各有其结构、色泽、弹性。血液中各种成分：血小板、血红蛋白酸碱值浓度、抗体、荷尔蒙等所有成分都有其定义范围。再加上 X 光、MRI（磁共振成像）、PET（正电子发射体层成像）、内视镜、超声波……

西医的优点是标准化，既精确又客观。但是标准愈建愈多，检查愈来愈复杂，难免会歧路亡羊。在这么多的检查中，是否真的能找到生病的主因？

中医对健康的定义的确很简单，"致中和""阴平阳秘"。但是要怎样证明呢？如何证明是健康或不健康？如何找到生病的原因或部位？

简单比较：中医对健康的定义简单，但却无法操作，不知要如何证明健康，如何找到病因、病症；西医却因检查太多而失去焦点，只是让医药费用日益上涨，对健康的维护却日趋困难。

西医的部分，大部分的人都很了解，也都做过健康检查、看过病；而说中医的检查无法操作，中医师必定有不同意见。

望闻问切，这就是流传了三四千年的诊断方法，怎能说是无法操作呢？问题就是三四千年了其诊断方法仍在原地踏步，没有随着其他科学、工艺、技术一起进步。从远古人类不知用火，不知用车轮，一直到了21世纪，人类都登月了，都在用核反应堆发电了，可我们仍然在用着三千年前老祖宗的遗珍。考证着哪些理论又被西医证明是对的，并且因此而沾沾自喜。长此以往，西医终究会以它日益精确的研究方法而逐步地将中医解"密"，其结果只会让中医的内涵愈来愈少，最终被西医完全吞并。过去便有中医以青蒿素治疟疾、毛地黄治心脏病，但时至今日，除了中医师仍在津津乐道，"古人早就知道这些药的功效，中医是何等伟大"，世界其他地方的医生又有谁知道这些药是中药呢？就像奎宁虽然早就被原住民用来治疟疾，但原住民的巫术及巫医的地位并没有因此而提高，巫医的说法也并没有因此得到肯定一样。

⌘ 中医之现况

中医是经过小生产积累，再由大规模直接临床的效果来证明其功效的。中医在古代、近代也确实治好了许多流行病，这在历史上有记载。直到现代，许多疾病仍可用中医治疗，像寄生虫病、血吸虫病、腹水可用十枣汤治疗，SARS（严重急性呼吸综合征）用仲景方——此方还可以大规模地应用来防治流行病。其实在近代癌症的防治中，中医也有许多能人可以逆转病情，使病人过着正常的生活。

中医的确是有其功效的，否则不会有这么多人都想要为中医的基础找到理论依据，为中医的诊断、治疗找到规则!

中医的诊断，大家都知道是望、闻、问、切。而开药方的结构是君、臣、佐、使。辨证则是阴阳、表里、寒热、虚实等八纲辨证，或太阳、少阳、阳明、太阴、少阴、厥阴等六经辨证。治法是汗、吐、下、和、清、温、消、补八法。这些都是大家耳熟能详的。

我们要在这里检视的正是这些我们奉为圭臬的标准。

✺ 中医的望、闻、问、切

望：利用视觉观察病人的精神、气色、舌苔、形态和全身外露部分的异常情况，尤其是面部及舌头形态。

"望而知之谓之神"，望诊一直是中国人推崇的，许多古代名医都留有一些近乎神话的记录。然而在现代，望诊的操作则是难上加难：女生搽粉、点胭脂，男性也搽保养品，脸上早成了画好的画。观察画好的画又怎知原来的画布是什么样子的呢？舌诊是现代研究人员努力研究的方向之一，但是电脑合成的颜色与照相一样，是 Pseudo Color（虚拟颜色），很难与眼睛看到的原色做一对一的对应。更何况现在的食物中色素充斥，像化妆品一样，舌头被染色了，又怎么看原来的本色呢？

形态上，姿态之不好，在现代的确仍可在很大程度上作为诊断的依据。而矫正姿态、适当的运动，也的确能治疗许多的怪病。

闻：分两部分，一为声音，一为气味。声音，由呼吸声、妄言谵语、高声叫骂、咳嗽、呃逆、呻吟等组成。闻声固然可略知病人的健康状况，但想由此了解病因、病情，恐怕是不够的。气味，这个部分，现代科学已设计了许多电子鼻，但目前的诊断力仍有限。也有报道，狗可先人一步知道癫痫是否将要发作。除非你有"通天"鼻，否则想要超过电子鼻或狗，恐怕不容易。

问：一般认为要会问，才能问出重要的资讯。这项工作非常重要，因为医生不能二十四小时全天候看着病人，但病人在平时的生活如寒热、汗痛（头或身，或四肢）、大小便、饮食、睡眠等都可以作为诊断的重要参考，所以只能靠问。对于这部分，研究的人也非常多。曾有人多次编写人工智能专家系统程序，但是因为在实际诊断中必须要很快地聚焦到病人真正的病症、病因上来，这时电脑死板的逻辑就是一个巨大的问题了，其问诊结果总是叫人不得其解，因此这个系统也就没有被广泛采用。

切：切就是切脉，这是中医真正的特色，《黄帝内经》《伤寒论》都特别重视脉诊，后世之医家也特别重视脉诊。但是许多关于脉诊的著作都是玄之又玄、妙之又妙，至今也无人能理解。

切脉的位置最开始是《黄帝内经》的三部九候，然后是独取寸口，再后来又将寸口分为寸、关、尺三个部位，此三个部位分别代表不同的器官的共振脉。分类法有数十种，比较流行的分类如下：

右手

寸：肺、大肠。

关：脾胃。

尺：肾、膀胱。

左手

寸：心包、心、小肠。

关：肝、胆。

尺：肾、膀胱。

我们二十年来经过了数万次的比对，发现在左右手看到的器官是一致的，五脏、六腑、十一经络，在左右手都能看到。只是左手看到的是左半身的健康状况，而在右手看到的是右半身的健康状况。尤其是经络，肾（二）、肺（四）、胆（六）、大肠（八）、小肠（十）等与偶数谐波共振的器官，其左右特别灵敏。如半身不遂的病人，发病前或刚发病时，都可以清晰地看到患侧的脉络能量有很大的变动，表示相对的经络或器官供血不稳。如小血管开口过多，而呈现内风的脉象。而正常侧则完全正常（以脑卒中而言，左侧不遂，则右脑有风；右侧不遂，则左脑有风）。受伤时，左手脉管左边、右手脉管右边的现象也非常明显。左边的伤，一定能在左手的脉象中找到；右边的伤，一定能在右手的脉象中找到。这些伤情不仅可以在脉象中找到，而且可以用三部九候的原则进行定位。

⪼ 二十八脉

临床上比较常见的脉约有十七种，依文献大略概括如下。

1. 浮：在肌表，轻按即感脉跳。多为表证，久病为虚证。

2. 沉：轻按不明显，重按才有感觉。多见于里证、虚寒证。

3. 迟：脉搏很慢，每分钟少于六十次，或每次呼吸心跳四次。多为寒证。

4. 数：脉搏很快，每次呼吸心跳多于六次。多为热证。

5. 滑：脉往来流利圆滑。多见于孕妇、食积或妇女行经期。

6. 涩：脉涩滞不前。多为血少、血瘀或气滞。

7. 洪：脉宽大有力，来时盛大，去时稍衰。多为热病，如阳明病热盛。

8. 芤：浮取脉大，稍按中空无力。多见于大失血之后。

9. 紧：脉紧张有力，如转动之绳索，轻按重按皆可感觉。多是寒证、痛证。

10. 弦：紧张有力，挺直指下如按琴弦。多见于肝病、疼痛、寒证、疟疾。

11. 细：脉细如线，但脉形清晰。多见于血虚或气血两虚。

12. 微：脉形模糊，似有似无。多见于亡阳、阳虚、气虚。

13. 濡：脉细软，浮而无力，轻按即感。多为湿证。

14. 弱：脉细小，沉而无力，重按才感。多为气血两虚。

15. 结：脉搏缓慢，时有间歇，次数多少不定。多是寒结、血瘀、气结。

16. 促：脉搏急数，时有间歇，次数多少不定。多为寒热证。

17. 代：脉呈规律性歇止，或跳三歇一，或跳五歇一。表示脏器衰败。

其他尚有缓、虚、实、疾、动、散、革、伏、牢、长、短等较难与前述十七种脉分辨的十一种脉，合称二十八脉。

我们就从这十七种比较容易分辨的脉象来看一下，在这些文字叙述中有多少信息可为诊断之用。

1. 所有症状的描述几乎全用"多是""多为热病""多为湿证""多

为寒热病"。注意"多是""多为"此类字词，我们想想，除了"多是""多为"，其他的可能是什么?

2. 其描述的症状多依八纲辨证来叙述。寒、热、虚、实，气血两虚，实热，等等。这其中仅少数谈到失血、肝病等特定病因。

3. 各脉象所指向的病症有重复的，如有虚证者有浮、沉、细、微、弱等五种，而有热证者有数、洪、促等三种。

4. 所做描述比较写意，无法以数量确切定义规范。如细脉：脉细如线。线有粗线有细线，究竟是多粗、多细呢? 如弱脉：脉细小，沉而无力。到底是多细、多小呢? 有多沉、多么无力呢? 与细脉之区别何在?

我们每次读有关脉学或脉经的著作时，总是不知其所云。

⇒ 脉诊现代化的研究

在中医现代化的研究中，脉诊一直是重点，其中最常拿来谈的就是细脉。用机器诊断，细脉的脉象可能看上去一切如常，根本无法进行诊断，但是老师傅用手一按，就知这是细脉。具体怎么回事他也说不出个所以然来，书中那些描述完全没有用，只是纯凭感觉。我们想想，多久才能培养出一个这样的老师傅呢? 又需要经过多少打磨才能培养出一个真正的高手?

细脉：脉细如线，但脉形清晰。这个脉形清晰，就是机器诊脉的困难所在。因为脉形清晰，机器之解析度较高，是线性的，而人的感觉是经过转换的〔生理学上有名的韦伯-费希纳感觉定律（Weber-Fechner law of sensation）对心理量与物理量的数量关系有精彩的论述〕。对中医有认识的人，一定会说，以轻取、重取来区别细脉。但如果机器轻取，所有压力变化较小的信号就不见了。脉波一经变形，就不是细脉了，因为脉形不再清晰。如果重取，因为信号清晰，一经放大，就如同平人的脉形一样了，这又怎么知道是细脉呢？

用手指来感测，其灵敏度比线性的感测器反而高多了。何况二十八脉，本就是由手指敏锐的人，长时间累积经验，在小生产之状况下积累得出之结论。如果贸然用机器来取代，一则机器之轻取、重取不易掌握，二则机器皆为线性之反应，不论信号大小，都一律同步放大。于是就失去了手指可操控的空间，也即失去了将小信号放大多些、大信号放大少些之生理特性。此手指特性，可扩大对各种信号之解析度。如芤脉：浮取脉大，稍按中空无力。此脉手指可以判别，机器就困难了。弱脉：脉细小，沉而无力，重按才感。沉脉：轻按不明显，重按才有感觉。诸如此类的脉诊识别，正是脉诊之精彩处，可是机器大都对此无能为力。我们在研究中医现代化之过程中，一定会遇到许多这样的问题，以传统的法则，依传统的方法，好像很容易遵循，虽然不能量化，也不精确。但换作现代化之机器，则十分困难，因为基本特性并不同。一个是由人类感觉神经经过"对数"转换的信号，再经由二十八脉来做形象上的定性描述，这是传统中医脉诊。另一个则是线性的现代系统，不能像手指一样轻取、重取，反复操作，一试、二试、三试。非要把两个方法做比较，则各有优劣，从这里也可看出，中医的现代化的确是有许多无法克服的困难。

≈ 八纲辨证

我们再来讨论一下八纲辨证。"阴阳、表里、寒热、虚实"，就是所谓八纲，表面看起来是分成四区块，而每区块又分成两类。这与《易经》的逻辑是相似的，把世上的事一分为二，也就是二分法，二进制。整个资讯系统所依靠的电脑，其实也是二进制，也就是一阴一阳。那么这八纲究竟比阴阳多出了一些什么呢？表里，是以身体的内部、外部来分的。例如在我们的三、六、九谐波里，三（脾）为里，九（三焦）为表，六（胆）为半表半里，的确有其生理学上的意义。而阴阳，有五脏属阴，六腑属阳，而胃为半阴阳，也有其生理学上的意义。寒热就是发冷或发热，这是最容易了解的，但此处所谓寒热多为病人自己的感觉，而不是用温度计量出的。虚实则是比较难懂的，《内经·素问》卷二十八《通评虚实论》云"邪气盛则实，精气夺则虚"，这是虚实最基本的定义。这个定义与前面三组比较，有点难懂，因为除了虚实之外，还要分辨邪气与精气。并不是精气盛为实，而只有精气夺为虚；也不是邪气夺为虚，而是邪气盛为实。所以这一组不是二分法，是二分再二分，但是四分只取其二。

我们不仅要知道实与虚，还要知道精气（也就是正气）与邪气如何区别。我们在分析诊断时，在这个虚实的观念上总是很困惑。如果只视为正邪消长之二分法，就不能窥其全貌。

八纲辨证中，阴阳是最基本的概念，因为都是二分法，就同《易经》一样，以一阴与一阳为基础，而表、热、实也可视为阳，里、寒、虚则可视为阴，但阴阳之中又有阴阳。阳中有阴，阴中有阳，又如"阳根于阴""阴根于阳""寒极生热""热极生寒"。

而由八纲辨证方法可知，八纲并非独立的，必须要注意到它们之间相互关联、相互转化的关系。表里与其他六纲的关系，就有下列的不同关系。

1. 表寒实证；2. 表寒虚证；3. 表热实证；4. 表热虚证；5. 里寒实

证；6. 里寒虚证；7. 里热实证；8. 里热虚证；9. 表寒里热证；10. 表热里寒证；11. 表虚里实证；12. 表实里虚证；13. 表里俱寒证；14. 表里俱热证；15. 表里俱虚证；16. 表里俱实证；17. 上热下寒证；18. 上寒下热证；19. 上虚下实证；20. 上实下虚证；21. 半表半里证；22. 虚中夹实证。

其实这个延伸的逻辑与《易经》是一样的，一阴一阳为二，二阴二阳为四（$2^2=4$），六阴六阳为六十四（$2^6=64$）。各个症状都有对应的症状描述，只是仍由望、闻、问、切来判断。

比较容易与现代生理学与解剖学接轨的辨证是脏腑辨证，这也是《黄帝内经》提出的。

一般分为心（含小肠）、肝（含胆）、脾（含胃）、肺（含大肠）、肾（含膀胱）也就是所谓五脏辨证。而六腑则因为有时望、闻、问、切没有能力分辨，也就只好依附在脏的辨证之中，多在一些特别突出之症状中，才加以单独辨证。这也是中医在解析度不够、分辨能力不足的情况下，不得不如此分类的做法。

而脏腑辨证仍引用了阴阳、虚实、寒热，只是表里由五脏取代。故有：

1. 心阳虚证：心悸，气短，心痛，怕冷，肢凉，出汗，舌苔淡白，脉细弱或虚大无力。2. 心阴虚证：心悸，心烦，失眠，多梦，心中难受，灼热似饥，健忘，盗汗，舌质淡红，苔少，舌尖红，脉细数。3. 心火盛证：心中烦热，口舌糜烂，烦躁，失眠，小便短赤，舌尖红，脉数。4. 痰火蒙心证：心悸，癫狂，失眠，噩梦，舌质红或干裂少苔。5. 饮阻心阳证：咳喘，心悸，胸闷眩晕，呕吐痰涎。6. 心血瘀滞证：心悸，烦躁，心前区疼痛或牵引肩臂，舌质暗红或紫色斑点，苔少脉涩，严重时可见面唇、指甲青紫。另有小肠虚寒证、小肠实热证等小肠病证。而肝病的症候，则有肝气郁结、肝阴不足、肝火上炎、肝风内动、寒滞肝经、胆虚证、胆实证等等，而脾、肺、肾也有类似的分证。

脏腑又可有合证，如心脾两虚、心肾不调、肝气犯胃、肝胆不宁、肝肾阴虚、肝火犯肺、脾胃失调、脾虚及肺、肺肾两虚、脾肾阳虚、肾水凌心等等两个脏腑相互干扰或同时生病。

不论如何分类、如何辨证，困难之所在仍是诊断。而诊断所依靠的是"望""闻""问""切"。此四诊绝对地限制了辨证的能力及精确性。换言之，这四诊决定了饼有多大——愈精确饼愈大。而不同的辨证方法，只是切饼的方法不同，不论切四块（八纲）、六块（六经）、十一块（脏腑），我们所能取得的资料就只有这么多，也就是饼只有这么大，再怎么切，都不能让饼变得更大。所区别的只是切下的碎屑可以少一些，也就是切烧饼时多掉或少掉几粒芝麻罢了！

≈ 病因与治法

我们在讨论过诊断、辨证之后，轮到讨论治法了，治法与病因是互为因果的。治法是去掉病的方法；病因，是产生病的原因。因为对病因的了解不同，自然就产生了不同的治法。大多数讨论中医的论著对病因着墨较少，我们过去也有同样的倾向。其实病因在一个医疗体系中，占有指挥统御的地位。我们的谚语是"物必自腐，而后虫生"，可是西方发现了细菌之后，就认为"物必生虫，而后自腐"。中医的治法以扶正为主，排除外邪为辅，台湾地区的谚语"树头顾乎在（牢），不怕树尾做风台"，就是这个意思。身强体壮，便不怕外邪侵袭。或"三驱以为度"（三面驱赶）将外邪赶走，而不将之赶尽杀绝！

　　中医之病因，是经过长期对人的观察而得到的结论。因为只对人进行日常观察，就不易发现身外肉眼不可见之物，如细菌等病原，只有如蛔虫等大型寄生虫，能以肉眼观察到，才能进一步对蛔虫进行治疗，才有乌梅丸之类的药方。

　　中医之发展，一切启蒙于《黄帝内经》。之后固然在方剂上有了惊人的发展，但其他的基础理论，如脏象、经络、病因、诊断、辨证，甚至针灸，大都仍未出《黄帝内经》的内容。《内经·素问·热论》第三十一："黄帝问曰：今夫热病者，皆伤寒之类也，或愈或死，其死皆以六七日之间，其愈皆以十日以上者，何也？不知其解，愿闻其故。岐伯对曰：巨阳者，诸阳之属也。其脉连于风府，故为诸阳主气也。人之伤于寒也，则为病热……帝曰：愿闻其状。岐伯曰：伤寒一日，巨阳受之，故头项腰脊强。二日阳明受之，阳明主肉……三日少阳受之，少阳主胆……三阳经络皆受其病，而未入于藏者，故可汗而已。四日太阴受之，太阴脉布胃中络于嗌，故腹满而嗌干。五日少阴受之，少阴脉贯肾络于肺，系舌本，故口燥舌干而渴。六日厥阴受之，厥阴脉循阴器而络于肝，故烦满而囊缩。三阴三阳，五藏六腑皆受病，荣卫不行，五藏不通则死矣。"

　　从此段文字来看，不仅六经辨证，而且治法都是源自《黄帝内经》，只是仲景将巨阳解释为太阳。但在《黄帝内经》原文中也有"巨阳者，诸阳之属也"，表示此巨阳所指非一个阳经而已。由我们脉诊观察，巨阳可能不限于太阳，因为少阳、三焦经也已经被外邪攻破了。如果诸阳视为手少阳、足太阳（或加上手阳明、手太阳经）之总称，可能与风府穴（督脉之穴道，在头上发际）有关。我们的观察认为，任脉在身体之正面与三焦经及肾经相关①，而督脉走背脊与三焦经、膀胱经相关。故"诸"阳之属，应该是第七谐波、第九谐小组甚至包含第八谐波、第十谐波等经络之共振频率的统称，为卫气之大本营。

　　将《黄帝内经》此段文字放大演绎，就可略知《伤寒论》之大略内容。而"伤寒"之书名也来自"今夫热病者，皆伤寒之类也"，而六经辨证也已见轮廓。只是巨阳是否就是太阳，而将十一经络简约成六经，是否不够周延，这些就不敢妄言了。同篇后段有"两感于寒者，病一日则巨阳与少阴俱病，则头痛口干而烦满。二日则阳明与太阴俱病，则腹满，身热，不欲食，谵言。三日则少阳与厥阴俱病，则耳聋，囊缩而厥，水浆不入，不知人，六日死"，这不就是直中三阴的描述吗？而《金匮要略》之书名似乎也源自《黄帝内经》卷一《金匮真言论》篇第四。

　　从《伤寒论》来看，仲景先生被尊为方剂之祖，则是名副其实的。另外从药物学的角度来看，药物学的经典《神农本草经》已经抓到了中药学的精髓，那就是归经。目前流行的中药学多以温凉寒热来分药性，其实也是根据八纲辨证来分的。但在《黄帝内经》时代的辨证，是按十一经络来分的，所以《神农本草经》首先提出归经的分类法，是与《黄帝内经》的诊断学相呼应的。《黄帝内经》与《神农本草经》两经为中医现存最早之经典。由我们多年的研究来看，《黄帝内经》在中医基础理论、诊断、辨证、治法上，包含的内容最丰富，而正确的比例也最高。药物学则以《神农本草经》最能抓住中药之特色，它还收集了大部分常用药物。这实在是不可思议！

---

　　① 奇经八脉都与三焦经有关。

☞ 病因

中医之病因第一类为六淫：风、寒、暑、湿、燥、火，并与季节、气候皆有关系。以下逐一论述。

1. 风：《黄帝内经》在"风论"中认为"风为百病之长也"。又在"生气通天论"中说："风者，百病之始也。"病人有风、痹、痿、厥四种症状。由风引起麻木，就是麻痹；再恶化就变成萎缩，也就是退化；再恶化就会昏厥。这四种病态以风为首篇，风又可分外风与内风。但在《黄帝内经》中只谈风，没有分内风、外风，直到金元四大家之后才谈到内风。李东垣认为内风是由虚而来的，朱丹溪则认为系由痰而来。到了明以后，就综合为气虚、血瘀、痰阻而生内风。叶天士因而提出阴虚阳亢之说。这个内风的理论，不仅指导了中风的诊断及治疗，也影响了今日对高血压的看法。

外风是由外在风邪所引起的，受冷空气的吹袭，其表现为血管收缩，皮肤脱水，口鼻之血液循环能力迅速降低，津液干涸，抵抗力降低。原来寄生在口鼻间之细菌得以起而作乱，外来的病毒或细菌，甚至有毒物质，皆可因口鼻之过滤、防御系统失灵，乘虚而入。外风成病，应是由外风造成了头、面部的经络受损，《内经·素问》风论篇第四十二："岐伯对曰：风气藏于皮肤之间，内不得通，外不得泄。风者善行而数变，腠理开则洒然寒，闭则热而闷。""风气与阳明入胃，循脉而上至目内眦，其人肥则风气不得外泄，则为热中而且黄；人瘦则外泄而寒，则为寒中而泣出。风气与太阳俱入，行诸脉俞，散于分肉之间，与卫气相干，其道不利，故使肌肉愤䐜而有疡，卫气有所凝而不行，故其肉有不仁也。"可以简单解释如下：风邪系因外风突破了卫气（三焦）的全面防守，进入颜面之内躲藏所致的一系列症状。寄生在肥人（肥人多痰，身上多细菌）口鼻之内的细菌繁殖得尤其快，风邪留在此地，就很容易让人流鼻涕、流眼泪。假如外风再与足太阳经一起进入其他俞穴，广泛地进入腠理分肉之间，与卫气相干扰，就会造成气道（气管）不利（由口鼻进入气管），因而进一步影响呼吸，扩大病情，身体因而生疮，甚至肌肉麻木（也因为肥人身上多处有细菌共生）。

自李东垣、朱丹溪以降，人们都认为内风是气血不足所致，因为痰、虚、阴虚、阳亢都是循环不足的问题。而《黄帝内经》中之内风只有"入房汗出中风，则为内风"，与坊间流传的"马上风"应为不同之症状。"马上风"应是兴奋过度，大汗淋漓之后忽然遇风，而微血管极度收缩所造成之症状。其实在剧烈运动出了一身大汗之后，就不能猛然吹冷气、电扇或饮用冰水。

对内风，我们做过不少相关的实验。比如我们以一段血管外接模拟器官的微循环模型，以脉冲波来研究其共振频率。当在微循环模型的末端，将开口愈开愈多时，则其共振频率就不再是个稳定的固定频率了，此时的频率变得忽大忽小。后来在脑卒中的病人、在将死之动物以及安宁病房的病人身上，也都看到了相同的脉象，就是脉动失去了稳定度。

其实这个发现是受到了魏开瑜老师的启发，他是台北的知名老中医。在脉诊机器首次制作完成时（1988 年），我们总是觉得每次取得的脉波图好像前后并不相同——每次取六个脉波，前后总有些出入。经过数字信号分析后发现，果真存在一些误差，但我们却不知这些误差是从哪里来的。是电路不稳定？是传感器不好？是操作不良？十分伤脑筋！我们修改了好些地方，之后的确也改善了一些，但还是存在着误差。此时魏老师已在各大医院参与会诊，其会诊排名靠前。我们在他的诊所取病人脉诊资料时，我们通过那些资料一面进行独立的分析和判断，一面对比他的诊断学习他的经验。在八九天之后，我们跟老师比较熟了，其间老师也通过实诊传授了我们非常多的经验。这一天来了一位四十多岁的妇人，这个人很虚弱，甚至要由家属一直扶着。她主诉全身酸痛，说话有气无力。老师望、闻、问、切以后，就告诉我们，这个病人是典型的肝风内动，要我们用脉诊仪仔细量量，看看有什么新发现。

我们用脉诊仪一量，大吃一惊！因为正常的平人，其脉诊的能量由低频谐波到高频谐波是逐渐减少的。稳定度则是能量愈大者愈稳定，所以低频谐波的稳定度应是最好的。稳定度的能量从大到小依次是肝、肾、脾、肺、胃、胆、膀胱、大肠、三焦、小肠。

但是这位病人的肝脉的稳定度却最差，也就是肝脉的误差最大。用肉眼直接观察，就能看出脉波形状的不同。

受此启发，我回来后做出了血管加微循环的模型，并由台湾师范大学王林玉英教授通过这个模型指导罗琨哲，执行开口数量改变之实验。实验的目的是了解为什么动脉在小动脉处开口不能太多，其开口数量只占总数的1%或2%。后来经过老鼠的实验、人的实验，所得出的结论也进一步印证了《黄帝内经》的智慧："风为百病之长也。"

风的脉象就是脉波不稳，此点与心跳频率之变异度是相反的。心频的变异度是心脏在寻找自身最佳的频率，这是由自主神经控制的。我们的身体内外在环境在不断变化，我们的日常活动也会造成各组织弹性状态之变化，因此我们的各个器官或经络的最佳共振频率也会随之产生变化。心脏会自动地、不断地在一个小范围内调整自身的频率，同时计算输出的功率。所以心频变异，不断地去找最好的心跳频率，就是心脏在自动寻找最佳阻抗匹配的手段，以减少心脏的负担。当心脏本身衰弱之后，就没有能力再寻找最佳匹配了，只能勉强地维持着一个比较固定但不一定有效的跳动频率。如果心脏更衰弱,其跳动频率就会愈跳愈小、愈跳愈弱了。

风的现象是由微循环主导的。因为区域供血不足,区域微循环一方面请求心脏多送些血来(由改变脉波各分频之比重进行分配),一方面将自身局部的开口增加。当开口二倍、三倍、四倍地增加后,这个微循环单位(常常是穴道或器官)的血压就渐渐维持不下去了,因而区域之血压就会显得忽高忽低。于是在脉诊时,便可看到与该区域对应的谐波其振幅忽大忽小,呈不稳定状态。

通过这个认识,我们可以知道所有组织的状况在改变时,都容易产生内风。在服用中药后,也可观察到相似的内风现象。如服用补肺的药,通常,第二、第三、第四谐波之能量皆会增加,但相对来说第四谐波增加得比较多。服药约半小时之后,能量增加这一现象就会发生;大约二小时之后,药效开始消退了,这时第四谐波的振幅,就像有内风一样会忽大忽小,在服药后的振幅(较大)与服药前的振幅(较小)之间游走,并逐渐回到服药前的振幅。所以要做精确的脉诊,除了不要剧烈活动(身与心)、不要饮食过饱等之外,也要停药三小时以上(如是丸类药物,需要更久),如此才能看到比较其实的脉象。

2. 寒:就是寒冷。因为寒冷,血液涌往体内以保持体温,所以四肢、口鼻都容易缺血,从而无力压制原有病原的活动,也不能抵抗外来病原之感染,进一步导致手脚长疮,口鼻感染,最后就生病了。

3. 暑:因为天热,腠理开,汗出伤津,所以卫气不足。更因为天热,血液涌往体表以加速散热,如散热仍不足,则会造成内脏和脑子过热,因而出现暑倒。而热天病原繁殖迅速,稍不留意,就会侵入已开之腠理。而身体因抗热,原气不足,外邪一侵入,便可长驱直入,以致发病迅速。

4. 湿：湿可由外而内，也可由内自生。与风一样，有内湿、外湿。

内湿：因为二氧化碳排不出去，在体内与水结合为碳酸，并堵在身体各部位，造成各部位功能障碍，也助长病原之生长，更因病原之滋长而发病。如饭吃得太饱，酒喝得太足，尤其是汽水喝得太多，更会助长二氧化碳之堆积，增加留在骨节的湿邪，使病原加速繁殖。

外湿：其实就是所谓湿气重。湿气重对身体主要有两个影响。一是它让体表的汗不易干，使皮肤潮湿（尤其是在夏天，所以外湿在夏天最严重）；另一影响则是阻碍了身体经由挥发汗水来散热的功能，因而亦兼有暑湿——所有的致病因素。而湿气重，表示水蒸气的分压在空气中所占比例很大，例如湿度100%，表示空气中的水蒸气已是100%饱和。如气温愈高，则此100%表示之水蒸气压强愈大。气温在40摄氏度时，100%之湿度意味着水汽的压强约为50托（Torr），如果气压又较低，只有700托（正常760托），那么空气就会被水汽取代6.5%，此时我们吸进来的氧气就同样少了6.5%。而气压原本就较低，再加上红细胞的互相合作的吸附氧气的机制，血中含氧量就可以减少百分之十几甚至百分之二十几。在这种状况下，二氧化碳就更不容易被排出去，以致大量地堆积在体内，成为病原滋生的温床。而原来就已积聚大量地二氧化碳的部位，其生理功能就更加受损，造成酸痛、麻痹。气压愈低，湿度愈高，温度愈高，我们就愈难受。这就是外湿加害的结果。空气中的氧气被稀释得愈厉害，体内二氧化碳也就堆积得愈多，于是外湿就会变成内湿。当相对湿度到了100%，而气温达到40摄氏度时，大部分的人都将病倒，可见湿之可怕。

5. 燥：简单地说，就是湿度不够，也可有内外之分。对于外燥，最容易了解的是我们用的保养品，它们大都标榜"保湿因子"或玻尿酸之属。保湿就为了防外燥，空气太干、太阳太晒都能产生燥。而于秋天，天气刚开始变冷，于是血液由体表慢慢回到体内来，因此不仅皮肤干燥、退化，口舌也会失润，甚至眼干、唇裂。如果这些部位的水分没有了，加上秋高气爽、湿度又低，就会失去对外邪如病原、过敏原等的防阻及排除功能（鼻涕、眼泪、口水都稀少），就会发生过敏、生疮、耳鼻喉腔感染，进而引发各种疾病。

内燥多是失血或腹泻或服用不对的药物所致，易造成口干舌燥，津液干枯，此时身体会因失水而失去运作及抵抗外邪的能力，这是非常危险的。感冒时，干咳比有痰的咳嗽，通常都更难治，也是这个道理。

6. 火：火邪也可分为外火及内火。而所有风、寒、暑、湿、燥都可以化火。简单地说，所有由外入侵的细菌，都能引起火。火是身体在抗抵外邪时的表现。当风、寒、暑、湿、燥导致细菌感染时，身体必定派"兵"抵抗，也就是送去大量的血，这就是由外邪所引起的火。

而内火则是身体为了平衡新陈代谢而产生的现象，例如吃了有毒的东西会升肝火，肺虚也会升肝火，这都是生理上为了解毒而增加流去肝的血液。晚上不睡，思虑过度，心脏没有得到适当的休息，就会升心火，也会升肝火。因为心脏没有休息，工作过量，难免劳累，心脏功能就会下降了。于是心火就上升，也就是心脏需要异于平时的供血量，以维持其功能。而思虑过度，睡眠不足，身体产生过量废物却来不及处理，则要增加去肝脏的血来解毒。房事过度，身体要加班，也会产生肾火，但久了就成肾虚。

所有不正常的生理活动所造成的某些器官的过度工作，进而产生不寻常的血液供应的现象，都可视为内火。

虚火即是为补救另一经络或器官的功能而提高的血液流量。例如阴虚火旺，低频的谐波因器官、经络老化或生病而能量不足，只好靠高频的谐波以及肝经升高能量来做些补救。但是低频的谐波并不能被取代，所以身体仍处于病态，是老化过程中常发生的现象。

中医的病因还有七情内因，就是喜、怒、忧、思、悲、恐、惊，这些情绪会影响人的精神状态，现代心理学对此也有很多认识。而中医认为五脏藏其神，《内经·灵枢》本神篇第八云："黄帝问于岐伯曰：'凡利之法，必先本于神。血、脉、营、气、精神，此五藏之所藏也。''五藏主藏精也，不可伤，伤则失守而阴虚，阴虚则无气，无气则死矣。'"所以这些情绪不正常的表现，必将伤及气血之分布，进而造成生病，大怒伤肝，久思伤脾，这些已成为大家的常识。

其他如虫伤、房室伤、外伤，也都与现代医学有许多共识。

≈ 治法

中医的治法分为八种，即汗、吐、下、和、温、清、消、补。在中医之治法中，特色已在前面提出：就是以三面包围，将外邪赶出去；而不是将外邪包围，赶尽杀绝。《孙子兵法》有曰："倍则攻之，十则围之。"要将外邪包围，赶尽杀绝，需要十倍的"兵力"，难度很高。而且外邪一旦溃散四逃，藏于不易发现之处，就可能潜伏很久以致不能清除。近年来抗生素的杀菌能力是有目共睹的，但是慢性病却愈来愈多，就不排除有这方面的原因。

这种赶尽杀绝法的另一个后遗症就是抗药性。只要有一个细菌没有杀死，或稍有抵抗力，它就能逐渐重新繁殖。而一次、两次杀菌以后，适者生存，就会选出不怕这个药的病原来。近年来种类愈来愈多也愈来愈凶的超级细菌都是我们用药选种选出来的。

中医这八法中没有杀法也没有灭法，最强的手段也只是清法、消法。这八法是经过了几千年的摸索才逐渐成形的。《黄帝内经》中仅有汗法、下法等,提出当发汗或利小便等治法,到了张仲景的《金匮要略》就已八法齐备了。《金匮要略》不仅提出治法,同时明确开出了方子来。如吐法:瓜蒂散;下法:承气汤类;和法:小柴胡汤、泻心汤类;清法:白虎汤、百合知母汤;补法:黄芪建中汤;温法:理中丸、吴茱萸汤、大建中汤;消法:鳖甲煎丸;汗法:桂枝汤类、麻黄汤类。从这些汤方来看,张仲景确为方剂之祖。

到了宋朝以后,补法有了长足的进展。在张元素创立易水学派,提出脏腑标本虚实,寒热用药式之后,又有朱丹溪的补肾,李东垣的补脾,将补法进行发扬光大。而清法也在温病学派做了进一步的发展之后,才有了今天这么丰富的各种验方。

在各种治法中,大都配合下法、汗法,将外邪经由皮肤、大便、小便或痰等身体排除废物的天然管道,将之排出体外。这些外邪,不论是细菌或病毒,大都存在已久,因为我们的抵抗力不足,或不注意卫生,不注意保健,被其乘虚而入。在治疗时,增加自己的抵抗力(温法、补法),调整五脏六腑的机能(和法),都是以扶正为主。而去邪,则以改变外邪寄生处所的各种环境,使外邪不易生存、不愿久留(清法),同时消除因为自己不健康的饮食或其他原因,造成的体内的积滞或结块(消法),再配合吐法、下法、汗法,当作外邪的逃生之路,将外邪赶出体外,身体也就复原了。这个治疗方式以扶正为本,加强"军警巡逻",并以改变环境为手段,让外邪住得不舒服,再开放"边防",让"宵小"无所适从,进而遁出体外。

有了这些认识,我们就可以进入中医大宝库——《金匮要略》中看看方剂学了。

中医药的特色

第三章

⤳ 中药之药理

教方剂学的老师们总是说："方剂学是研究药物放在一起的结构，以了解一组中药组成方剂时的结构共性。"

在进入方剂学习之前，还是要先分析一下药理。因为方剂是由单味药组成的，而单味药正是方剂的基本元素。

在药物之特性上，《神农本草经》首先提出归经的概念。按五脏六腑的温、热、凉、寒，也就是补、大补、泻、大泻，来为药物分类。有"主五脏六腑""主腰痛""安中养脾""助十二经"等叙述。到了宋朝，《圣济经》（总论）把中药功效分成十类，也就是将宋以前的药理学做了一个整理。到了金元时期，易水学派又重新提出归经的学说，而且多提了一个"命门"。

简单的药性，中医依照四气、五味、升降浮沉来分别。温凉寒热为四气，辛甘苦酸咸为五味。四气已讨论多次，就是增加能量（温），减少能量（凉），大量地减少能量（寒），大量地增加能量（热）。这是功能性的分类，但是这些药去往什么地方呢？这就要分五味了。《内经·灵枢》五味篇第五十六："五味各走其所喜，谷味酸，先走肝；谷味苦，先走心；谷味甘，先走脾；谷味辛，先走肺；谷味咸，先走肾。"其实这也是归经的概念。而升降浮沉则是在所在之内脏产生能量改变之余，身体进一步的反应。如气走三焦，又为热性，则发汗。如气能入脾胃，又为温热性，则有升举胃下垂的作用。气入肾及膀胱又能利尿，则有降之能力。所以辛、甘、温、热多主升，而酸、咸、苦、寒多主降。

虽然中药有四气、五味、升降浮沉的分类法，但最常用的还是根据其应用的角色来分类。

例如：解表类、清热类、祛风类、温里类、理气类、止血类、补益类、化痰止咳平喘类、安神类、收涩类等。而宋以后又多了芳香化湿、活血祛瘀、平肝熄风等新的种类。

其实方剂在分类上，几乎与单味药是相似的或是平行的。那为什么不像西药一样，直接用单味药呢？中医方剂之组成上有什么重大的秘密，让我们摸不着，猜不透，却又常常惊叹其神奇的功效？

中药的定义近年来也有些争议：有些人认为没有经过提取纯化的天然药物，不论是否经过简单炮制，皆可视为中药；但是中医专家认为，在中医理论指导下之天然药物，才能称为中药。从《黄帝内经》起，中医就提倡药食同源，而且赞成食疗多于用药。《神农本草经》中之上品，几乎都用于食材。药物与食物或可以上、中、下品加以区别：上品者既是药也是食品；中品者，可为药，也可为食品；下品者皆多少有毒，就必须视为药了。《黄帝内经》中视为药者几乎皆可称毒药。

依照中医专家的见解，"中医理论指导下"应是决定因素，那我们不禁要进一步问："中医理论"是什么？

➢ 为什么要找寻中医之特色？

这部分已讨论了这么久了，可是大家仍很困惑：到底中医理论与西医理论有何不同？人的身体只有一个，华人的心肺与阿拉伯人、犹太人的心肺都是一样的，生理学也一体适用，那么中、西医理论的不同点、相同点又在哪里？中药与西药的区别又在哪里？

五脏六腑，中西医都有解剖其结构。西医因为几千年的进展，非常细腻，而中医在《黄帝内经》中的描述后，几乎没有多少进一步发展。五脏六腑各自主掌的功能，中西医对此的认识也大同小异。当然中医不知道内分泌、神经，不知道抗体，不知道维生素……所有近年来的生理、药理等的医学新发现，中医都不知道。可是中医有时就是能治好西医治不好的病。但因为不是每次都治得好，所以中医总是被攻击：只提出治得好的病例，却不谈可能更多的没治好的病例。

对这个问题，我们有个比较客观的看法。我们参观金字塔时，总是赞叹四千年前埃及人能把大石块搬上去。我们所赞叹的不是"大石块"，而是"搬上去"。因为现代的起重机械可以将其从地面搬到上面去，甚至直升机吊挂也能将其吊上去。我们所赞叹的是四千年前，在没有任何现代化工具的情况下，埃及人用人力及简单的杠杆、滑轮把这些石块搬上去了。

如果在四千年后的今天，我们使用了所有现代化的机械，包括各种起重机械，仍然不能把这些石块搬到金字塔上去，那么意义就不一样了。这表示四千年前的埃及人一定知道什么重大的知识，而这些知识是我们目前仍不知道的。所以今天我们搬不上去，而四千年前埃及人搬得上去。

我对中医的看法就是基于这个想法。要证明中医有其价值，只要能提出一个病例，证明中医对其有治疗效果，而且此效果是西医所无法做到的。只要有一件，就表示中医的内涵中，必定有现代西医还没有了解的秘密。

西医的发展也已经过了几千年了。在两千多年前，《黄帝内经》及《神农本草经》是多么了不起的经典，而这两千多年来，全世界的科学在不断进步。我们知道了分子、原子、电子、基本粒子、宇宙、塑胶合成、原子弹、氢弹、登月飞船等等，这些都是《黄帝内经》《神农本草经》的作者们所不能想象的。

所以要了解中医的内涵，一定要从西医还没有知道也尚未发现的角度去寻找。西医用抗生素杀菌，用激素类药物来调节生理功能，用神经传导物质来调节脑部功能……我们如果也从这些方向来找中医的基础，恐怕是缘木求鱼。当然也有人说："找不到鱼，找一只树蛙也不错。"不过我们终究是要找鱼而不是树蛙。

祖国大陆提倡西学中、中学西已经许多年了，也大规模运用了西药的成分分析、药理分析等手段，一路走来也几十年了，当然有了许多的数据，也了解了很多药材的主成分、特性。但是似乎仍与中药所谓"在中医理论指导下"的功能找不到关联。

目前中医界的诸位先进，只得以临床试验为主要手段，像我们的祖先一样，以大量人体实验的结果，来证明其功效。突如其来的 SARS 等传染病，在造成重大损失的同时，也让我们老祖宗的验方有了一展身手的机会。但是这对"中医理论"似乎没有多少帮助，也无法对中药下一个更明确的定义或做一个更完善的描述。这些有效的验方有点像神秘的核融合一样，人们不知如何有效使用它做成炉子，"宇宙间有例子可以观察，确实存在"，可是我们却无法控制它，更不要说主动制造它。就像太阳一样高挂天上，我们虽然可以使用太阳能，却无法另外制作一个小太阳来发电，无法在每个小区装置一个。

要寻找"中医理论"一定要先找到水，再从水里去找鱼。中医理论的活水在《黄帝内经》，在《神农本草经》，但我们不只要在这些经典中找，还要在西医目前没有的知识中找。如果西医已经有了，又经过这么多人用现代的仪器研究，用电脑分析处理大量资料，那早就研究清楚了。我们不循着西医的知识来研究中医，也是基于这个想法。因为这个池子中早已多次撒大网、撒小网，即使我们在今天找到了鱼，也一定是小小鱼之类的漏网之鱼。

过去三十年来，我们就抓住《黄帝内经》与《神农本草经》已有，而现代西医仍没有的两个课题，一个是气，一个是经络，认真思考。我们认为这两个题目是一体的两面：气为动态的，是阳；经络是静态的，为阴。一阴一阳是谓道。气在经络中走，也帮助经络的形成，而经络规范了气的运行，也由此而形成中医独有的脏象，这些是西医所没有的特色。如要找到这些特色，一定也要在西医所没有的诊断方法、辨证方法、治法等中去找，如能为这些理论找到根据，进而应用到药理学及方剂学等治疗的具体手段中来，就能了解中药这一"中医理论指导下之天然药物"以及由其组成的方剂了。

≋ 我们如何选择研究中医的方向

中医诊断中的望闻问切，西医都有了。西医的望，不仅用眼睛望，也用 X 光望骨头，用核磁共振看结构甚至分子组成，用正电子发射体层成像看新陈代谢，用内视镜看胃、肠、子宫等各种身体的内腔道，用超声波看形状、密度。这些方法、仪器仍在不断进步之中，不知比中医两千多年前的老方法进步了多少。

闻：包括听声音、闻气味。西医所有的血液成分分析、痰液成分分析、大便分析、小便分析等等，都是在用机器"闻"。而听则用听诊器，不只直接听，还可以取下音频信号用电脑分析；或用外力敲打，听骨头发出的声音，用超声波去敲打器官、组织，听其反应的声音……不一而足。

问：西医早有标准的问的表单和操作程序，而且分科分诊。虽然直接的电脑问诊并不十分成功，但是其巨细靡遗的表格也在不断进步中。如此看来，只剩下切了。西医也用切脉，即直接使用工具来量心跳次数，并进一步研究心频变异，而使用最为广泛的就是量血压。

说来还真费解，中医由《黄帝内经》以降，经过两千多年，都没有开发出以切来侦测血压的高低的方法。二十八脉中或许洪脉、实脉、弦脉勉强与高血压扯上一些关系，然而即使是温病大师们，如提出阴虚阳亢或肝风内动的叶天士等人，虽然知道如何诊断风，也知道内风能引起中风，但是始终没有提出高血压的观念，以及如何测量高血压。

而西医在对切的开发上，可能因为好几位血液流体力学的大师在多次尝试以血流理论出发却始终找不出门道之后，就认为中医之脉诊所宣称的一些神奇诊断能力，恐怕只是个神话，而告终止。

于是中医饱受打击。许多西医甚至挑明说："中医全是安慰剂效应，所治好的病，即使不治疗，自己也会好！"在这个最坏的时刻，也是最好的时刻，我们全力投入了对切的研究。

在详细阅读了几百篇血液流体力学论文，以及五六本专著之后，我们始终弄不懂这些大师究竟在说些什么。大家引用了一大堆复杂的方程式，但是方程式是怎么解出来的，却到处找不到依据。由许多教科书与论文拼凑起来的解题过程，往往充满矛盾。而其使用之边界条件，可像牛皮糖一样东拉西扯。更奇怪的是，每一个实验，不论是管子的模拟，动物的研究，还是人体的实验，与各种理论的误差都大得不合理。可是所有的论文几乎都把误差归咎于一个没有人知道从哪里来，也不知如何产生的"反射"。

我们想着、念着，念着、想着，西医在这里好像有些错失。换言之，如果中医要机会，如果中医是正确的，这可是一条明路。可是这么复杂的血液流体力学，我们不知从何下手。要研究它，你至少需要先懂一些"流体力学""材料力学""弹性力学""生理学"等基础科学，更不要说复杂的心血管系统及心血管疾病。再加上各有所长的各类测量工具，激光测速器、超声波测速器、电磁测速器……不一而足。

我们决定以简驭繁，学习张无忌的口诀"我自一口真气足"，一切由气入手——只研究压力波在血管中的各种特性，而视血流为压力传送所产生的必然结果。也就是以压力为主、流量为从。

我们一面尽力仔细阅读这些相关的书籍，一面开始设计最简单的实验。

≈ 设计实验

第一个实验设置许多有弹性的管子连接在一起，外接一个泵当心脏，以每秒约打水一次的频率，在管子中连接一个测量压力的感应器。因为是尝试性的实验，所以我们用了直接目测法，设置一根与空气接触的管子，以管中水面的振动来当作血压的变化。我们很快就发现，只有管子的连接，其振动发生的频率比泵的打水频率高了许多倍，虽然可以看到压力在振荡，但是太快了，不可能用手去察觉，因为我们用眼睛也看不清其确切的变化。

进一步思索，就想到中医脉诊诊断的是五脏，而不是血管，但我们的模型只有血管没有五脏，所以只有高频的变化，无法以简单目视或手指触感来辨别。

于是就想到五脏是较大的血液容器，而且也较血管柔软，不能只以

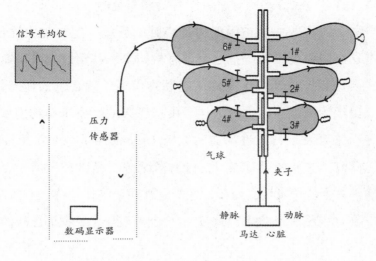

→表示水流方向；→→表示传送信号方向

图 3.1　循环模型之示意图

弹性胶管来模拟，一定要用一个更大、更软、更能容许体积变化的元件才能模拟。于是我们就想到了用气球。我们去玩具店买了大大小小的气球，一共花了五百多元新台币，加上塑料管，就花了一千多元了。

在 1985 年夏天，在塑料管上接上了气球当作脏器之后，我们可以明确地看到与泵（心脏）同频的波动变化，可以用肉眼明确地看到水位高低的变化。我们以五个气球模拟五脏，有大的气球，有长的气球，一共用了五个大小、形状完全不同的气球。而更有趣的是，当我们把其中一个"脏器"（气球）的连接"动脉"（胶管）夹住之后，就可用肉眼看出不同的波动情形。这一千多元新台币，奠定了至今的研究方向，于是我们就买了压力感应器，接上示波器及记录器，记录第一个实验结果。

接着我们就比照这个模拟实验做动物实验。因为知道了这是整个系统的物理特性，所以我们在动物（老鼠）实验上，就刻意避开了许多陷阱。这是过去许多的观察者没有刻意避免的。

当一个器官的血流被阻断时,心脏的反应一定是加大输出功率,希望把这个阻碍突破,好把这个器官救回来,其实这也是高血压会产生的主要原因。早期关于高血压的动物模型,就是以细绳绑住肾脏,以使老鼠产生高血压。也因为这个由来已久的高血压动物模型,人们才会在后来开发了自发性高血压大鼠(spontaneously hypertensive rats, SHR)模型。这种老鼠有先天性的肾脏缺陷,稍微长大后,因为此肾脏缺陷,就会自然发生高血压,像肾脏被绳子绑住一样。

在做动脉阻断的动物实验时,一定要记得这个非常强烈的生理补

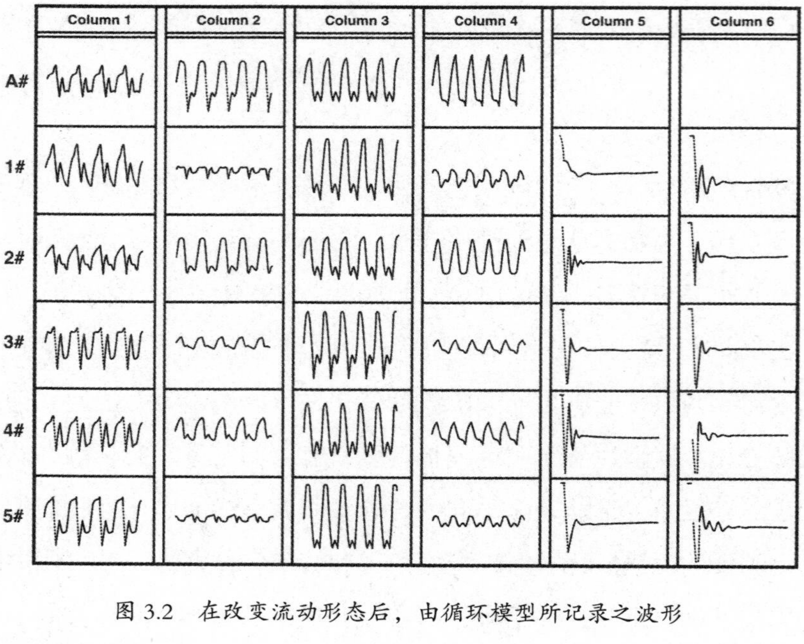

图 3.2　在改变流动形态后,由循环模型所记录之波形

A#:为流动形态改变前。

1#至 5#:为分别夹住或打开 1 至 5 号开关后波形之改变。第一行只夹住一个 1 至 5 号开关,其他打开。第二行,只打开一个 1 至 5 号开关,其他关闭。第三行为心跳加快后如第一行之操作。第四行为心跳加快后如第二行之操作。第五行为如第一行之操作,但停止马达,仅以敲击气球来观察脉波之变化。第六行为如第二行之操作,但停止马达,仅以敲击气球来观察脉波之变化。

偿反应。所以我们先观察肾动脉被阻断后，脉波随着时间发生的改变。于是我们发现，阻断之同时，血压立即下降，五六秒之后，就明显开始上升，几十秒后就几乎恢复到常态血压。

由此反应可知，阻断动脉之后只有三四秒的时间是生理尚未反应期，也就是只有这三四秒的时间，动物的循环系统是纯粹的物理反应，也只有这阻断后的三四秒时间，因为生理来不及反应，而可以观察到与胶管、气球所模拟的系统相同的反应。这就是这个循环系统的连通管，其纯粹之物理特性。所以我们总是在阻断动脉后三四秒的时间内记下数据，就将动脉阻断移开。如此一来，血压与波形都能立刻恢复。等过三五分钟之后，再阻断五秒，又可取得完全一样的再现的血压与波形，且打开后又可恢复到被阻断前的状态。

✑ 意外的发现

当我们在分析这个数据时，突然发现肾动脉被阻断时，第二谐波变化最大；而脾脏之动脉被阻断时，第三谐波变化最大。

心跳是规则的，这种情况早就引起了我们的注意："为什么心跳是规则的？"直觉是在这个频率上心脏负担最小。如果接着问："为什么这个频率心脏负担最小？"直接的想法是心脏的负荷有特定的共振频率，以此共振频率跳动、送血，其负担自然会最小。

所以这个发现让我们非常兴奋。在模拟实验时，我们虽然发现了器官动脉被阻断时，压力波会改变，但是因为所选气球只是随意在玩具店中挑的，仅仅大小不一，形状各异而已，其共振频率与生理学完全没有关系。

可是老鼠实验就不同了。这是活生生的动物，其由孕育到生长、成熟，都依据着生理的规则，依照发生学的规划。其肾就是中医说的肾，脾（后来发现肠系膜上动脉也在内）就是中医说的脾。于是我们就推论，每个脏器都与一个谐波共振。

由五脏六腑的解剖结构，可知五脏是实心的，六腑是空心的，加上《黄帝内经》上说五脏属阴、六腑属阳，我们推论，五脏应为低频的，六腑应为高频的。由阻断肾动脉及阻断脾和肠系膜上动脉，我们发现了肾、脾的共振频率，但是肝与肺呢？肝动脉的阻断，也做了好几次的实验，但是都没有明确的结果，有一些结果是第一谐波上升，大多数结果是第一谐波下降，但也有些完全没有反应。我们又根据脏器的大小，以及《黄帝内经》的一些描述，将肝的共振频率定为第一谐波。肺的共振频率则是依据一些血液流体力学的测量确定的。很多

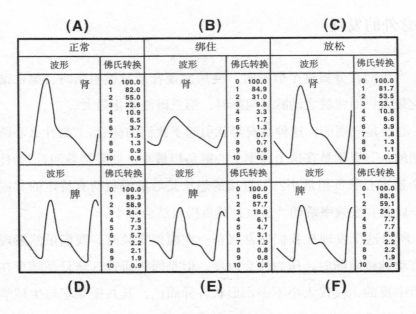

图 3.3　血压波形随时间之转变，右边为正规化后佛氏转换之数据

数据都证明，流到肺中去的血流，以第四谐波的阻抗为最小，而阻抗最小即表示是共振频率，而且第一、二、三谐波皆已"名花有主"，所剩下的肺也就非第四谐波莫属了。经过三年多的摸索，我们开始进到中医理论的核心，也觉得愈有信心。在1987年的夏天，一个在台北举行的国际研讨会上，我们发表了上述结论。这一结论被当时台湾地区最有影响力的《民生报》登在头版头条。

可是世事难料，1990年，我所指导的研究生在台北荣民总医院做实验，然而在努力了大半年之后，他却不能重复我们做过的实验。这件事真是晴天霹雳，让我们百思不得其解。他使用了当时最好的外科手术工具，手术过程又有外科医师指导，不论麻醉、手术工具、手术程序，一切都是当时最好的，可是为什么不能重现我们的实验呢？

我们只好请他到我们简陋的实验室来，重复他在荣总做的实验，我们则在旁观察。他带来了全套家当：手术刀具，消毒工具，各种插管、缝线……就在我们眼前动手术。的确是干净利落，荣总外科部的训练果然不凡。先为老鼠尾动脉做动脉插管，打开背面，深入找到肾脏及肾动脉，将外科用缝合线小心地穿过肾动脉，以便用轻轻上提的法子，阻断肾动脉的循环，来达到与模拟实验相同的效果。在这些复杂的过程中，老鼠几乎没流什么血，真叫我们赞叹。但是头痛的时刻来临了，这根穿过肾动脉的线往上一提，尾动脉的血压波竟然一点变动也没有！

这下子可头大了，是我们手术做得不好，所以产生了副作用？是我们拉线太过头，产生拉扯？是我们使老鼠失血太多，产生补偿？

只好一项一项比对，一项一项检查，但真的找不出问题。可是我们的实验也经过三个不同的人操作，也重复了十几次，虽然每次变化的大小有些不同，但是肾与第二谐波有关，脾与第三谐波有关，这个特性却是每次都能观察到。

"问题在哪里？"这句话我问了千百次，一再重复回想整个实验的过程。我困惑了两三天，也只想到是荣总用的老鼠不一样吗？为什么都不流血呢？果真是他们技术特好？但好像问题又不在技术上。

于是我开始进一步追寻老鼠的特性，使用的工具，各项用品，包括棉花、纱布、缝线、生理盐水、抗凝血剂……一直到最后清点到麻醉剂，这才恍然大悟！荣总用的麻醉剂是人开刀用的最好的麻醉剂，它同时有降低血压、减缓心跳而减少失血的好效果，可以大大减少手术的风险。而我们所使用的麻醉剂却是最原始的，目前大都在动物身上使用。其实选用这类药物也是有意的，因为此麻醉剂对循环系统的干扰最小，心跳、血压都不会改变。在这个状态下，我们才能真正接近使用管子与气球所做的模拟实验。

因为器官、血管与弹性气球或皮球一样，如果气球、皮球的气泄了，就会失去弹性，也就失去了共振特性。如果血压降了很多，就像泄了气的气球、皮球，失去了弹性，也就失去了共振特性。

于是换用麻醉剂，这下手术过程中老鼠就有些出血了，而当穿过肾动脉的线再度拉起，期待已久的实验结果再度出现了。尾动脉插管量得的波形和我们简陋的实验室所得的波形一模一样。

后来由这类动物实验，我们进一步发现，愈是健康的老鼠，愈是毛色美丽、眼睛明亮、活泼好动，则阻断其相关动脉后所产生的变化愈大（特性一样，但量较大）。由此可知，愈健康的个体，共振特性愈明显，这恐怕也是气功类的运动对健康特别有帮助的原因吧！

其实，不仅是当健康流失时，共振的特性会逐渐消失，开刀时，如果不小心翻动了老鼠的肠子，这些共振特性也会降低，甚至消失。如果由腹部开刀去找肾脏及肾动脉，如果翻动了小肠、大肠，就常常完不成共振的实验。这一现象在人的腹部开刀后也常发生。手术之后，要能放屁了，表示肠子蠕动正常，这也就是共振回来了，供血正常了。近年来，太多侵入性的研究以开膛破肚的方式找到整条主动脉来做测量，殊不知此时共振早已被破坏殆尽，也难怪共振现象不能被早些发现！

≥ 由气看药性

由气与共振的角度来看中医，的确让我们找到了"中医理论"的特色。在这里，西方医学、生理学好像没有走对路，而误入了血流研究的迷宫之中，走不出来。但是这个"中医理论"的特色，果真可以为中药做一个有效的定义吗？

我们随意选了一本《实用中药手册》（孔增科编著，天津科学技术出版社，1990 年，P80），打开一页，看到黄芩。

这里最有中医特色的有：

1. 性味与归经：苦、寒。归肺、胆、脾、小肠、大肠经。

2. 效用。

3. 配伍。

4. 代表方剂与制剂。

而有西医特色的为：

1. 化学成分。

2. 药理作用。

如果要找中医理论之特色，就该用中医特色的四项与西医特色的两项进行比较，除掉相同内容后所剩下的即是。在这里我们要将中医特色的第 1、2 项和西医特色的第 2 项当作重点来进行探索。

表 3.1　黄芩

为唇形科植物黄芩（Scutellaria baicalensis Georgi）的根。始载于《神农本草经》，列为中品。条长，质坚实，色黄，产于河北承德者质优。

药物名称	〔正名来源〕本品表面棕黄色，老根中心呈朽木状黄黑色。黄黑色古为黔，黔也作芩，故名。 〔学名〕Scutellariae Radix。 〔别名〕枯芩、条芩、黄金茶根、经芩、宿芩、淡黄芩。 〔处方用名〕酒黄芩、黄芩、子芩、淡芩、炒黄芩、黄芩炭。 〔偏名〕腐肠——老根内部易腐烂，中空，有如腹中皆烂，故名。妒妇——老根外黄里黑，以妒妇心暗比之，故名。子芩——黄芩之新根，内部充实，故名。
化学成分	含黄芩苷、黄芩素、汉黄芩素和黄芩新素。
药理作用	有抗菌、抗癌、抗炎、降压、解热、镇惊、利尿、利胆和解除平滑肌痉挛的作用。
性味与归经	苦、寒。归肺、胆、脾、小肠、大肠经。
功效与应用	〔效用〕有清热燥湿、泻火解毒、止血、安胎的功能。用于肺热咳嗽、血热妄行、湿热下痢、胎动不安，有良好疗效。常用于治疗小儿急性呼吸道感染、传染性肝炎、慢性气管炎、急性菌痢、肾炎等。 黄芩：生用清热泻火功效大。用于肺热咳嗽、目赤肿痛、痈疽疔疖。 酒炒黄芩：可助药力上行，以清除上焦积热。用于肺经湿热、咯吐黄痰、头痛。 黄芩炭：既可清热，又可止血。用于痢下脓血。 〔用法与用量〕内服：三至九克。外用：煎水洗或研末敷。 〔配伍〕配柴胡：清热退寒，解气分热结，治寒热相搏、郁闷疼痛。配芍药：清热敛阴缓急，解血分热结，治痢疾发热、里急后重。配黄连：清热燥湿解毒，治湿热阻中、高烧烦躁、肺燥咳嗽。山茱萸、龙骨为使。恶葱实，畏丹砂、牡丹、藜芦。 〔代表方剂与制剂〕①葛根芩连汤：黄芩六克、葛根六克、黄连六克，水煎服。用于肺虚有热，咳嗽不止。②黄芩汤：黄芩十克、芍药六克、大枣二枚，水煎服。用于太阳与少阳合病，自下利者。③黄芩散：黄芩为末，每服十克，连渣煎服。用于心脏积热所致吐血、衄血或发或止。

先从功效与应用来看，也就是中医理论常说的"用"。"清热燥湿""泻火解毒""用于肺热咳嗽……湿热下痢""常用于治疗小儿急性呼吸道感染……慢性气管炎、急性菌痢、肾炎"等，这些功效可从第2项药理作用中的抗菌、抗炎来了解，因为有杀菌的药效，所以可以消炎、清热、解毒。这与西药抗菌药的药效是相同的，是西医容易了

解的。而止血、安胎、治疗血热妄行等功效，也可与降压、镇惊、解除平滑肌痉挛的作用做些关联。

吃了此药后，它会经过消化道，最后排出体外，所以对急性菌痢、湿热下痢有疗效。而排出体外之途径，也可经由肾而尿出去。所以此药可以治肾炎，也不难理解。

这个效用（第2项）与药理作用（第2项），不能用西医的理论来解释，而必须用中医理论来解释的是：为什么治疗"肺热咳嗽""呼吸道感染"或"气管炎"也是主要功效？为什么是肺及呼吸道，而不是口腔、肌肉、骨头、脾等其他的器官或组织呢？

这里就要看第1项——性味与归经了。黄芩：苦、寒。归肺、胆……黄芩的主要归经是肺。

由此来看，性味与归经，尤其是归经，才能解释为什么黄芩主治"肺热咳嗽"及"呼吸道感染"。

由这一味药的仔细分析，我们已能看出中医理论的特色了。你只要拿任何一味药，同样将功效及应用，与西医药理作用做相关性的分析，你就将一而再，再而三地发现，"原来中医理论的特色是躲藏在性味及归经之中"。其实这个秘密，《神农本草经》在两千多年前就已经告诉我们。

而血液流体力学二十七年来的研究，同样发现气与经络是中医理论的特色。与从药性、药理来分析中药——在中医理论指导下的天然药物——最后得到的结果相当一致。

黄芩是性与用都有的药物。性味与归经是：苦、寒。归肺……而用则主要为杀菌、清火、消炎。以用来说，杀菌、清火、消炎，与西药的消炎药、抗生素是一样的，但是其性味与归经又是什么意思呢？

⇌ 归经的研究

由这个分析可知：想知道中医理论的特色，要从性味与归经中去找。这类研究我们做了五年多，实验对象以老鼠为主，也观察了一些人吃药后脉的反应。中药中补脾的药最多。我们用老鼠测试了十余种，这些药物的共同特性为老鼠喂食后，第三谐波的能量都比喂食前提高了。这也证明了，这些归脾经的药物的确都有补脾的效果，也就是可以增加第三谐波的能量，从而增加进入脾及脾经的血液供应。

虽然这些药物都能增加第三谐波的能量，但是对第四谐波、第五谐波或第六谐波的能量之增减并不一样。所以这些入脾经的药物并不是相等的。除了补脾的功能相同之外，对其他经络仍有不同的功能，所以药物常常不只归一经。而且也不是因为药物有温性，就对脾肺胃胆都补，有些补脾泻胃，有些补脾泻胆，也就是对脾是温药，但对胃或胆却是凉药。

当我们把同样的药给不同的人吃的时候，结果大同小异，也都是第三谐波能量于服用后增加。但是经常跟随着的是第六谐波、第九谐波的能量也增加。老鼠的脉波，到了第七谐波就很小了，第八谐波及第九谐波几乎量不到，我们也曾因此推论老鼠只有七个经络，没有大肠经、三焦经。第九谐波是全身的共振频率，可能是人以两脚站立之后才拥有的。因为三焦经对应的器官是全身的膝理，人类可能是有了这个全身的防护网，也就是所谓卫气，才脱去了毛，而变成了没有毛的"猿猴"。也因为以两脚站立，而非四脚定在地上，身体固定点少了，容易产生共振，才有了这个全身的共振频率。

练气功时，要二脚平开与肩同宽，可能就是诱发这个全身共振能量的最佳姿势。

　　中医学者经常认为，中医是大量人体实验之结果，所以临床特别重要，不能像西医一样用动物实验来研究。前面所说的这个归经研究，其实是部分地证明了一些中医学者的看法。老鼠在高频谐波对中药的反应上，的确与人差了很多——老鼠没有第八谐波大肠经，也没有第九谐波三焦经。如要研究头痛药或是脑卒中的药，老鼠的数据恐怕不能全体适用，但是如果只是研究五脏的归经或疗效，老鼠的实验还是有很高的参考价值的，毕竟老鼠已有了七个经络。这七个经络的归经，还是可以先用大量的老鼠作为先锋，先了解一下大略情况，甚至毒性、副作用。老鼠实验都安全了，再以少量人体实验来做些小修正，这恐怕才是安全、经济又有效的研究方法。

　　当我们用中药——中医理论指导之下的天然药物——当作研究对象，就发现了《神农本草经》提出的性味及归经，也就是指导这些药物使用的理论，而这些理论是西药所没有的，也不能经由西药药理研究、成分分析等手段来推论其药效。

　　下一个问题是，这个归经是如何产生的？到目前的研究，我们所能回答的是：气与经络。因为不论是由血液循环理论，还是由中药之药理分析，都能得到一致的结论，就是气与经络是中医及中药一以贯之的特异点，也是今后研究中医、中药最特殊、最有效的着力点。到目前为止，我们对归经的了解只能证明归经是存在的，这个归经由于气推动血液而在经络中表现。所谓入经的药在进入身体后，会改变血循环系统内各谐波的能量分配，如入肺经又是温或热的药，就可以增加第四谐波在血压脉波中的能量，因而可以增加流到肺中去的血液，进而增加对肺的补给，提供更多的营养及氧气，同时排除废料，让肺更健康、更强壮。这个增加补给、清运废料的工作，系由送来的血液完成的，所以如果血液中多了更多肺需要的养分（可由其他药物提

供)，那么对肺就更补了。

这个归经的现象是通过"气"来完成的，也就是经过调整整个心血管系统来达成的。至于是哪一个成分，如何作用的，作用在哪里，等等进一步的问题，就黄芩而言，我们仍是一无所知。对于归经的了解，我们至今只做了现象学上的研究，已确定其存在。如果要重复验证其存在，一定要用整只动物，而不能用离体心脏来研究是否补心，用离体肠子来研究是否补肠，用离体肺来研究是否补肺……一定要用整只动物或整个人，在没有麻醉或以没有干扰循环系统的药麻醉，也未服用其他药物，不受非生理性的环境状况如太热、太冷、太吵、太湿或五花大绑等因素干扰之下，就可以迅速地重复验证各药物的性味及归经。

其实这个现象学上的成果，也可以反过来应用，以作为中药材的检定。所有的中药材都可以经由动物实验，按照其性味、归经特性，不仅可以辨别真伪，也能分辨其质量的良莠。这恐怕也是中药研究上非常重要的工作。

最近我们在治疗高血压所使用的西药上，也发现了归经的现象，这是非常有趣的。这些药物已是纯成分，但是也入肺经，而且是温性的。经由此例可以推论：归经可以是广泛的药物作用，并不限于中药。这个归经的研究，不仅可以解开中药五千年来的绝世秘辛，更可能成为开发新药的新方向及指南针。

由以上对单味药的了解，我们已知道性味及归经是中药之特色，其实也就是中医常说的性。而西药研究方法可以了解的，都可经由药理作用或是中医常说的用来分析。中医的大师们认为西药多为单一用处，因为以用为其功效，所以西医重药轻方，很少有复方或几味药同时服用以求相互支援的效果。而中医重方轻药，每个方子有一定的功效，但此功效不是由一味药或两味药来达成的。因此要利用配伍的结构，落实治法，为治法服务。而相同的药，在不同的配伍环境，就能发挥不同的功效，为不同的治法服务。

这个论点，中医在养成教育中就一再强调，而西医则认为不可思议。

☞ 方剂之结构

对于方剂之组成，老师们一再强调配伍的结构，也就是君、臣、佐、使。

《黄帝内经》中只提出了极少数的药方，但是却提示了处方的结构，《素问》卷二十二中的《至真大要论》："岐伯曰：有毒无毒，所治为主，适大小为制也。帝曰：请言其制。岐伯曰：君一臣二，制之小也；君一臣三佐五，制之中也；君一臣三佐九，制之大也。""帝曰：善，方制君臣何谓也？岐伯曰：主病之谓君，佐君之谓臣，应臣之谓使，非上下三品之谓也。"在这里，《黄帝内经》提出，用药不论上、中、下品，是否有毒，重点是治病，而配伍之大小也要视需要而定。但是其配伍的结构、优先顺序要非常明确。应先针对疾病的主因进行矫正。如果一味药之矫正不能完全，就用臣药来帮忙，把不及之处及副作用补救起来。如果仍不能完全治疗，就再加佐药，臣与佐都是辅佐君的。而使药是依据臣药之需要来设定的，是为了弥补或矫正臣药加入之后仍有的不足之处或产生之偏性。从《黄帝内经》的文句来看，佐与使是平等的，都是辅佐臣药以弥补其不足之处。只是佐药是以君药为主考量，是针对君药不足之处或对毒性的化解；而使药则是针对臣药所产生的另外的不需要的效果，或不需要的治疗（例如病情已有出入，不能通病通用），等等，以做进一步的调整。同一种病，如果君药大方向是正确的，就可以在佐、使药上做调整，以适合千变万化的病情表现。目前大家常用的加减味的办法，就是依照《黄帝内经》的指导。一个四君子汤是原方，而君臣为人参、白术、茯苓、炙甘草四味，原则上是不变动了。而若加了佐药陈皮、半夏，则成为六君子汤；其他如香砂六君子、六神散等，皆因病情病机之不同，而加佐使之药。在方剂学书中，常有随症加减用药，也是参照了佐使药的使用规则。其实这些佐使药，在许多方中，可能是君药，也可能是臣药，只是在君臣药几已固定的成方中，作为佐使药以随症加减来做治疗方向的小调整。

在使药上，张元素曾提出"引经报使"的看法。这个"引经报使"也为近代中医大德们赞赏，认为是"西医不解"。也正因为西医不解，它才能成为中医理论的特色，也成为未来中医发展的大方向——经络及归经。

引经报使，只是信差的角色，但是将药或气血引导到需要的地方，却比信差的任务重多了。我们以治理国家来打比方。将预算做分配，可是国家最大的事，不仅要由行政首长负责提出，还要经过最高民意机构通过，再由审计单位来监督其执行，最终民意机关还要考核其绩效。

可见分配预算可是一等一的大事。如果只是告知预算要拨给你了，这就是引经报使。如果是主导分配预算，那可是行政首长（比如古时君主或强而有力的宰相）的工作，又怎能以通报者视之。而分配血液对于身体，就像分配预算对于国家一样重要。

从经络与归经的角度来看，经络的生成是为了方便有效地分配血液。在前面气与气血的叙述中，我们就一而再，再而三地分析，这是个按照脉波各频率中的能量多少，来决定送多少血到身体的哪一个区域或组织去的蓝图。在这个蓝图的规划下，不论是心脏改变跳动的方式、用力的先后，或是区域组织改变自己的微循环阻力，抑或是中途血管改变其弹性或柔软度，人体都可以在没有动脉"闸门"，也没有身体中的组织分隔的状况下，以精密的计算，精确的调整，控制血液分配到各区域或组织的流量，以达到使用者有其血，而血中又有所有的养分氧气的目的，从而维持我们的正常生活。

这个高效率的循环控制系统有些像交流电的智能配电网，但又比配电网更为精巧、更有智慧，也更为有效。

平人的这个系统工作顺畅没有障碍，但是一旦受了外邪，风、寒、暑、湿、燥、火等六淫侵袭，或是自己乱吃东西、生活没有规律或受外伤等等内外因或不内不外因，总是会对原来操作顺利、平静无碍的送血系统造成干扰。这个系统非常精确，又经过了千万年来的演化，在适者生存的竞争环境下，不停做修正改进，当然是相当能够适应这些病因的干扰。

但是在我们共同生存的环境中，还有病毒、细菌等病原，它们也是经过同样的演化过程，甚至比人类存在得更久，竞争更激烈。它们一直都在虎视眈眈，等着机会来吃这一块它们眼中的肥肉。

中医所观察的病因，主要是：身体本身的防卫系统在什么状况下会产生漏洞，让这些外邪乘虚而入；外邪侵入后，又会造成哪些伤害。这么精密的血液分配系统怎会产生漏洞呢？这个漏洞要怎么侦察？怎么补救呢？只要认真地思考这些问题，就是学问。学问：要学首先要会问。《黄帝内经》不也是以问答方式成书？我们也学着点，如果画不出老虎，能像只犬也就很好了，总算还是哺乳动物嘛！

≈ 身体之防御是如何出错的?

先讨论这个智慧网是如何出漏洞的。这些外邪,不论是造成体表、口鼻、呼吸道的失温或失水,必定影响这些部位的血液分配,造成防守上的空虚。但是更严重的还是身体本身的老化! 生、老、病、死是所有生命的必经周期。佛祖这位大智者最后遗言就是:"生者必灭……"人类的细胞都只能有限次地分裂,由这个分裂次数来推论,一百二十岁大约是我们寿命的极限了。我们活着时,器官组织不断更新,细胞不断分裂来补充退化、受伤的细胞。但是全身是这么庞大的有机组合体,总有些器官强些,有些器官弱些,其实这种器官有强弱之分,在我们出生成长时就已经形成。

中医及中国的相人术都把人分成五型,金、木、水、火、土。相术分析各型人的人格特质,而医学则分析先天体质之强弱。金型之人,肺较弱;木型之人,肝较弱;水型之人,肾较弱;火型之人,心较弱;土型之人,脾较弱。先天的体质不仅影响了你的人格特质(五脏藏其神),也影响了血液分配上先天性之强弱。因此,它常常影响了我们本身自然衰老的过程,也因为这个天生的弱点,而成为外邪攻入身体的突破点。

我们全身的生理系统,最核心的是心肺系统。心脏一停,不要几分钟,我们就死了。接下来是肺,若气体不能交换,也是几分钟就致命的。如果按照功能失去后致死之时间的短长来区别,下一个重要的是肾,再下来是肝,最后是脾和胃,而心肺衰竭多是致死的近因。

所以这个智慧网在生理上也有其优先顺序。一个是先天的五脏强弱,一个是程序上必须维持生命的先后次序。而病原则是导致健康进一步恶化的大因。病原多从口、鼻、皮肤进入,下一步则躲入咽喉、气管、支气管。

《黄帝内经》非常重视气道，不论是外邪入侵或长驻，还是失眠等等，都认为气道涩滞（阻碍）是其主因，而气道涩滞也是人自然衰老以致最后死亡的起始点。细菌躲在气道中长驻，并不必引起急病，其只在人体抵抗力低（卫气不足）时，才出来造反。气道中因为氧气很多，喜氧性细菌最爱长驻，进而造成呼吸系统之慢性退化衰竭。

这个智慧网的漏洞至少有上述三个主因。如果是外伤或食用有毒食物，一些不在智慧网常态规划之中，是我们自己找来的伤害，就需另章讨论了。《黄帝内经》卷二十三的《征四失论篇》："诊病不问其始，忧患、饮食之失节，起居之过度，或伤于毒，不先言此，卒持寸口，何病能中。"

不论是这三个原因的哪一个，智慧网一旦发觉某一个部位衰竭了，其反应就是要增加供血。这与政府分配预算的道理是一样的，如果国防不行了，增加国防经费；教育不行了，增加教育经费。好在这个智慧网没学会贪污，所以没有更换"国防部长"或"教育部长"的需要。

≈ 这个漏洞要怎么侦测呢？

身体是如何知道有漏洞的，我们不知道，但是要诊断这个漏洞，可以依靠切脉。

不论是因为什么，一个器官或经络衰弱了，身体一定会采取依靠心脏调整输出，或使血管改变柔软度，或使器官调整微循环等手段。这里就看得出膀胱经的重要了，因为主要内脏微循环的调整，多依靠膀胱经供血的交感及副交感神经节就近管制，如果膀胱经供血失调，则不只是各内脏，连心脏本身的供血也会失控。所以在重大疾病发生时，身体一定会力守中焦膀胱经。

经过智慧网的调整补救之后，如果仍没有改善，那就表示病情已经超过了这个智慧网自救的能力了！在这个自救的过程中，如果以脉诊来诊断，会看到什么脉象呢？以下做个简要的分析。

1. 调整微循环，将开口开大。脉象会在对应的频率（经络）中看到风，也就是对应谐波的振幅不稳。所以说风为百病之长，也是百病之始。这个风的现象是一直存在的，由高频向低频发展，而病就愈来愈重。

2. 增加心脏输出，增大对应频率之振幅。脉象中会看到对应频率的振幅变大，这一现象在发炎或上火时最常被看到。以增加血液供给来救火或补偿，这一现象常常与风同时存在，也可以发生在不同频率或好几个频率。

3. 如果经过第一、第二双重手段的调整及补救后，仍不能回到平脉，那么器官或组织就会进一步恶化，逐渐失去共振之性质。这不仅会造成振幅拉不起来（虚），久而久之，其组织也会发生病变，因而不仅其脉诊所对应谐波之振幅会变小，其对应谐波之相位（phase，相当于共振频率）也跟着改变了。这阶段，会有更多其他经络进入风、火，或虚，而且逐渐增加影响的经络数量。愈往低频，病愈沉重。

这就是病况已经进入血分了，因为组织也跟着发生病变了，已不再是单纯的供血失调了。大约在这个阶段或者更恶化一点——西医目前的诊断可以器官的变形、器官的变硬，或者是细胞急速死亡，而将细胞的内容物释放到血液中去为依据进行——就可由超声波、核磁共振或血液检查等来诊断了。

~ 这个漏洞要怎么补救呢？

前述的三个阶段，只有到了第三阶段的后期，西医才能够精确地诊断。在此阶段，西医也已开发了许多补救措施，也就是治疗的方法。这是大家经常接受的治法，就不在此讨论了。

而在第一、第二阶段，中医的切脉已经可以侦测病情。即使是先天的金、木、水、火、土型之人，其先天体质之特性，也可经由切脉加以区别，大都可与其体型特性相对应。

《黄帝内经》一再提示：上工治未病。但是如何定义未病？

如果以人的自觉症状为标准，那么第三阶段的初期，大都仍可视为未病，但此时由切脉来侦察，已可明确看到血分的病了。可是因为器官功能尚未严重损坏，病人仍然自我感觉良好，并没有显著的出血、大小便异常、身体疲劳、发烧、发冷等可以自己感觉到的异常生理现象。

愈早知道已有问题，要恢复也就愈容易。因为"迷途之未远"，很容易矫正回来。中医的先知先觉，有时反而造成困扰。一则病人觉得自己并无大病，怎么做些运动，这里拍拍，那里捏捏，拉拉筋，再拿针刺两下，就说病已矫正大半，剩下的只要多运动、注意饮食，应会自然好起来，甚至连药也不给。二则江湖郎中充斥，不求进步，不做研发，只靠一张油滑的嘴和几个秘方吃遍天下。病好了，自我居功；没有改善，则是病人没按嘱咐，"不能吃面食""不能喝牛奶""不能吃水果"……如果病人服药期间尝了半口面包或是吃了半个苹果，那么没有好转，就只能怪自己，还要被医生骂！

前者是"善战者无赫赫之功"，后者则是"自吹自擂招摇过市"。但是二者都是中医，前者是中医之好，后者则为中医之恶。而一般百姓如何分辨？

我们特别提出这个现象，就是要突出中医发展的另一个困境。中医之治疗应在第一阶段、第二阶段，那时的治疗最为有效。而到了第三阶段以后，已有明显器官或组织病变，西医已能精确掌握，而病人也多有自觉症状。西医有了确切诊断，就能正确治疗，而且可以正确地掌握病情的进展。病人好些了、恶化了，都有明确的检查作为证明。所以病人不但可以有客观的数据、影像，由电脑直接印出结果来印证，而且这些客观数据是放诸天下皆准的，拿到哪一个医院都是一样的说法、相同的诊断。可是在第一、第二阶段中医治好病还是没治好，则缺乏一个标准。西医认为根本没生病，而中医又拿不出客观标准，或是证据，一切都是大夫说了算，怎生是好？

那么不禁要问：古时候的中医是怎么治病的？百姓又如何分辨良莠呢？古时候的医生，都是家庭医生。平时医生就像家人一样，与大家都是好朋友，就是日常的健康顾问。最好的医生是不容你真的生病的，所以一年无病，一家安好，那这个医药费就得给最多。上工治未病，这个做法，也许可以给现代的大众健康保险提供一些启发。可是一旦有流行病，这个做法就不灵了。但此时是否治得好病，也就很容易分辨了。

《黄帝内经》在治疗的各种方法中，特别强调物理治疗，尤其喜欢用刺法来治。以整卷而论，就有《素问》十四卷、十八卷，《灵枢》第一卷。还有十余篇散居各卷之中，而其治法中几乎皆提到"刺"及针，还有燔针（火针）、淬针（烧针）、药熨（与今日之灸相似）。

《黄帝内经》卷十三《病能论》，"帝曰：善。有病颈痈者，或石治之，或针灸治之，而皆已，其真安在""帝曰：治之奈何？岐伯曰：夺其食即已。夫食入于阴，长气于阳，故夺其食即已""帝曰：治之奈何？岐伯曰：以泽泻、术各十分，麋衔五分，合以三指撮，为后饭"，指出禁食、药皆可治病，其他如吹耳、饮酒也都可治病。而《素问》卷十七《调经论篇》则有"岐伯曰：按摩勿释，着针勿斥，移气于不足，神气乃得复""岐伯曰：按摩勿释，出针视之曰，我将深之，适人必革，精气自伏"，也提出了按摩。在《异法方宜论》中除了上述各种治法，还提到"其治宜导引，按跷"。

扁鹊有言："疾在腠理，汤熨之所及也；在肌肤，针石之所及也；在肠胃，火齐之所及也。"是灸、针、药三者得兼。（石为砭石，有按摩兼刮痧之功效）

到了《黄帝内经》更推而广之，有了更多的物理治疗方法。扁鹊之言，提出了依病之深浅，而有不同的治法。但是内病可以外治，在经络理论发展完备后，我们也了解到许多内脏疾病仍可以由外治奏效。

⇝ 物理治疗有什么好处？

第一，阿是穴（为针灸之专有名词，当大夫按压到病人的某特殊点，病人因有感应而说"阿……是"而得名）的指引：由酸、痛、麻、胀等感觉发生的部位或穴道，就很容易找到循环不好的部位，不需要艰深的望、闻、问、切。

第二，疗效可以很好，而且不具侵入性：心脏的输出功率，只有1.7 瓦左右。而以手拍打、按摩，很容易产生 10 瓦以上的功率，比心脏高多了。但由外力来推动血液仍有其危险，也可能没有效用，其重点是与心脏输出是否能相辅相成。针刺之手法有迎、随、补、泻，就是描述这个外力如何与心脏输出相结合的逻辑。如果能够与心跳同步、相随，就能补。如果迎向心跳送来的血液压力波，阻挠压力波之前进，就会产生泻的作用。所以简单地说，外力与心脏同步而互相加强是补，而外力与心脏互相克制则是泻。这一理论在与气功相关的运动或拍打、按摩中，也都一体适用。老子在指导修炼身体时，第一个心法就是"静听心音"。能感知自己的心跳，就能与之同步，从而达到最高的物理治疗效果。

第三，效果最集中。人的身体分上部（焦）、中部（焦）、下部（焦），又分十二经络，在治疗时，如能确知是上、中、下部之某经，而将治疗之火力集中，就能达到事半功倍之效。此点在后面讲到方剂组成时，会再详细说明，这里先做一点提示：如果是中焦胃经有病，而且已经明确诊断了，那么用方剂（药）来治疗，只能将药力集中到左右两侧的中焦胃经。但是如果诊断能分辨是左边的中焦胃经，或是右边的中焦胃经，以物理治疗方式，就可以用加强到两倍的集中度，而只治疗发生在一侧的病变。当然，还要用对的方法及手法才有神效。

➤ 方剂是什么？

依照中医教材的定义，方剂是在辨证立法的基础上，按组方之结构，选择适当药物给予一定剂量和剂型而组成。（方剂之内容取材自朱玉祥编《中医处方指南》，金盾出版社，1988年）

处方是中医临症的最后阶段。其实处方也不必只有方剂，如前所述，物理治疗也是处方之一种。而方剂不仅需要了解单味药物的性能及功效，还要掌握单味药相互之间的配伍关系，不论相辅、相需、相反、相制，都要七情和合，以发挥其应用功能。而前面所谈过的八法，也是方剂组成的基本治法，就是汗、和、下、消、吐、清、温、补，而其结构为君臣佐使。

有些方子的功效，以现代药理是很容易了解的。例如泻下的大承气汤及类方，主要的药物是大黄、芒硝，都是泻药，西医的药理也证明其是泻药，吃了就拉，是很容易理解的。如果要拉得轻一点，就用小承气汤，把大泻的芒硝减掉。其他加减方如三一承气汤等各种承气汤也不难理解，只要不是把大黄及芒硝这二味泻药全拿掉，其泻下之功能，便仍是主要（君）。例如另一方剂麻子仁丸，把芒硝换成麻子仁，而大黄之相对用量也减少，因而麻子仁成了君药，就成了润肠通便之剂，而不是急泻之剂了。济川煎也是一样润肠通便，但是大黄、芒硝都没有了，麻子仁这味泻剂也拿掉了，君药变成了肉苁蓉。加上当归、牛膝，一味泻药也没有，又怎么利便呢？由大承气汤慢慢演变到济川煎，也就见证了中医的进步与中药的特色。我们一再强调，要了解中医，就要去找西医不能理解的部分，也就是现代西方药理不能解释的部分。当然另一组泻药是甘遂、大戟、芫花所组成的十枣汤、舟车丸一类的方剂，这同样能以现代药理解释。这三味药虽是逐水之药，是由肠道直接将水以泻的方式逐出来的，而不是经由小便，但这也是可以理解的。

如果去药理书上查，就会发现：肉苁蓉，甘、咸、温，归肾大肠经。当归，甘、辛、温，归肝心脾经，主要功能为补血、活血。此二者都有润肠通便之功效。牛膝，苦、酸、平，归肝肾经。另外加少量的升麻、枳壳，几乎全是补药，而泽泻也是利尿的。所以这不是用拉肚子、泻水的方式来通大便，而是以补肾、润肠，也就是增加肠液来让大便变软，而使肠道变滑。就像一般由肛门注入的通便药一样，只是这个通便药，不是直接由体外把甘油等润滑剂注（灌）入直肠或大肠，以将大便排出，而是利用肠道本身分泌更多肠液这一天然的润滑剂以将宿便排出。承气汤及此类方，都加了厚朴、枳实或甘草，以健脾和中的方式，促使肠道活动来增加排便的力量。

所以中药之泻下剂与西药的泻剂有些部分是相同的，有些部分是不同的，不同的部分是中医方剂可以补的方式增加肠道之天然功能，以达到原本就有的排便功能。在去邪（泻药）的角度，中西医是一致的；但在扶正的角度，就只有中医才有。而且到了济川煎，几乎全靠扶正之药，就可达到通便的目的，完全不用泻下药了，这就是中医的特色！济川煎是在金元四大家之后才提出的方剂。它以张仲景的泻下为主，以扶正为辅，到张景岳则完全以扶正的方式来泻下。其中经过了宋朝，开始注重补中。在《太平惠民和剂局方》中有参苓白术散、四物汤、四君子汤、人参养营汤等这类补剂。而《济生方》一书中有归脾汤、济生肾气丸、十补丸等补剂，所以到了金元四大家，就提出了脾胃论和养阴派的补脾及补肾的许多药方。直到今天，这些药方或其加减药味后的加减方，仍为最流行的中药方剂。

金元之后的发展，最重要的是温病，而代表性的人物叶天士、吴鞠通等人便是集其大成者。

⇒ 温病的方剂

在温病发生初期，如果沿用《伤寒论》的方子治病，就会因为发汗伤津，反而加速病情恶化。在古今大量临床尝试中，有不少病人因此而死亡。对于温病初期，首先被发现有效的方子是白虎汤，方中加大了石膏的用量。石膏的主要成分是含水硫酸钙，这个成分是不会被肠胃吸收的，可是其性味却是甘、辛、大寒，归肺经和胃经。不被身体吸收又如何归经？分析至此，让人非常纳闷。为什么石膏可以治流行的肠胃传染病？我们思索了很久才想到，我们曾测试西医用来治疗胃酸过多及胃溃疡的胃乳片，其主要成分是铝盐，也不会被肠胃吸收。西医之药理，认为是铝盐形成了黏膜保护胃壁，可是由脉诊来看，它也有强烈的降胃火的脉象，对肺也有补益。

其实石膏的功效也可以用相同的药理来解释。这些传染病的病原多为细菌，一进入胃肠内，就会侵入黏膜，刺激胃肠大量分泌胃液、肠液，不仅会造成感染性的发热，更会引发严重腹泻。这两种反应都会加速津液的流失，使人快速脱水而死。如果把胃液分泌过多，看成是胃酸过多，那么石膏这味药就可以与胃乳片一样，有保护胃黏膜、减少胃液分泌的功效，而且还能隔绝细菌与胃黏膜接触，抑制细菌的生长。若胃不受细菌刺激而大量分泌胃酸，血液就不必被大量输送到胃去了。就胃而言，就是泻了胃火。因为抑制了胃肠液的流失，血流回归中焦，入肺经，故可缓和肺经之燥。而减少胃液，还能隔离细菌与胃肠。石膏本身没有任何营养成分，而且会影响渗透压之平衡，让细菌觉得不舒服，生存不易，于是细菌便顺着大便走了。

而另一味药滑石粉也有异曲同工之妙。滑石粉的主要成分为含水硅酸镁和氧化铝，性味甘、淡、寒，归膀胱经、肺经、胃经，功效是利尿通淋，外治湿疹、痱子。在治疗时，如甘露消毒丹的组成药物中就含有飞滑石，也就是非常细的滑石粉，轻轻一吹就能飞起来。此时滑石粉已成为极细的微粒，可以被肠胃吸收，也可顺着肠胃道而下，所以可以协助治疗肠胃病。若泌尿系统感染，在用八正散、六一散、三仁汤时滑石粉也是有用的，因为微粒可以经肠胃吸收，进入血液后，再由小便排出，就可在肾脏、膀胱或尿路上加一层保护膜，从而发挥功效。

温病治疗的发展有两个思路，一个是保持津液，最简单易懂的就是增液汤。增液汤中含有元参、麦冬、生地，方如其名，可增液润燥，也利大便。而麦门冬汤原为经方，含有麦冬、半夏、人参、甘草等，后也将人参改为西洋参，以保护津液。其他如益胃汤、加减复脉汤、冬地三黄汤等，也都重用麦冬、生地。第二个思路是抗菌，也就是用消炎药，其中五味消毒饮由五种抗菌药组成，而黄连解毒汤则由四种抗菌药组成。所用之金银花、野菊花、蒲公英、紫花地丁、紫背天葵、黄连、黄芩、黄柏、栀子，加上白头翁汤的白头翁，再加上连翘金贝煎或清营汤中皆重用之连翘，这些就是中药主要的抗菌剂了，这与西药的抗发炎药或抗生素是相同的。冬地三黄汤就是标准的生津药之生地、麦冬加抗菌的三黄组成的。

其实靠石膏的特性，在身体中就能同时发挥保持体液与抑制细菌的双重作用。但是在其他这类方剂中同时加强了这两个方向的力量，从而有了更好的疗效，石膏就不再是唯一的或最佳的选择了。这些抗菌药中如黄芩、黄柏、栀子、黄连等，本身也有养阴生津的作用，是有双重作用的。

在这个治疗的思路中，第二个思路是西医药理容易了解的，而抗生素的药效，早已超越了这些抗菌的中药，能杀得细菌片甲不留。但是在使用数十年之后，慢性病变多，抗药的超级细菌也因而产生，这恐怕是发明制造抗生素的人没有想到的。

而在第一个思路中，这些药能保持体液则是西医不能理解的。虽然中药在这方面有其独到之处，但在静脉输液技术已普及的今日，这个本领已是英雄无用武之地。或许增液汤、麦门冬汤仍可用来降火毒、利大便、调整体质吧！

　　我们选了下法与清法来讨论，它们都凸显了中医的特色。而下法中的以补当作泻下的手段，在医药发达的今天，虽然它已年近五百岁，但这个补元气以恢复正常功能的思路，仍是"绝色美女"。可是清法的抗菌补液思路，虽然只有四百岁，年轻了近百岁，却只剩一双"美手"可以用来生津润燥，其他部分已被别人比下去了。最近因为癌症之化疗、放疗都会损伤津液，而病人又不能天天静脉输液，所以，养阴清肺汤等方剂又焕发了生机。

　　清法之清字，表示了其以抗菌为核心的特点。保持体液虽是治疗温病有效的辅助，但并非清法之主轴。而保存、保护津液，似乎与下法中的扶正也有相同的思路，都是以增强正常器官或组织功能来达到增加体液或保持津液的目的。只是下法专重肠液，而清法中的保持津液能扩大到口干、舌苔、咽燥。所以不论下法或清法，目前都是西医不能了解也无法取代的，都指向增强器官或组织运作能力的这个方向。而增加体液的身体部位也可以由不同方剂来调整，进一步达到静脉输液也不能具有的效果，这就是中医药之特色吧！

安宫牛黄丸

　　接下来介绍一个在国际上露脸的方子——安宫牛黄丸。

　　安宫牛黄丸也是《温病条辨》中的方子，这是个开窍药，这个方子与温病的治疗思路有些关联，而其思虑周延，是一个很能凸显中医治疗特色的方子。本方君药牛黄，在《神农本草经》中就已有记载，认为它是牛全身的精气不能运于周身而产生的。牛黄是牛的胆结石。人也有胆结石，西方人因多吃肉，故胆结石多含胆固醇等成分；而华人食肉较少，胆结石中就多掺杂了钙盐的成分，结构也较松散。因为胆汁是打散脂肪的，而主要消化液，系由胰脏分泌的。牛是吃草的，比华人吃的肉更少，牛黄的主成分就更令人好奇。由《中药手册》看，牛黄含胆酸、胆红素、胆固醇、胆色素和多种氨基酸以及钠、钙、镁、锌、铜、磷等无机物，有清心、解热、豁痰、解毒、镇痉等功效。

安宫牛黄丸的其他成分有郁金、黄芩、黄连、雄黄、山栀子、朱砂、梅片、珍珠、金箔（作丸衣）等。

其中黄芩、黄连、山栀子属于抗菌药，前面已讨论过。雄黄主要含二硫化二砷，有抗细菌、抗虫、解毒、抗真菌的作用，端午用雄黄酒就是为了解毒、杀虫、驱蛇；朱砂主要含硫化汞，有抑菌、杀虫、解毒、镇静的作用。雄黄、朱砂都有毒，不能久服或多服。这六味药似乎都有消毒、杀菌的功能。

郁金：健胃、镇痛、利尿、抗菌、利胆。可治黄疸尿赤、癫病发狂、胆结石、热病神昏。除了抗菌之外，好像还有溶化胆结石的功能，也有利尿的功能。所以可以帮助牛黄之溶解，以方便吸收。

珍珠：含碳酸钙、氧化镁、氨基酸、铝、铜、铁、锰、锌、硅、钛、锶等，有安神、镇静、抗过敏、利尿之药效，可用来安神定惊、明目消翳等。

梅片：就是冰片，主含右旋龙脑，可抑制多种细菌生长。

金箔：《中药手册》中没有记载。因为其生物相容性高，可做金牙等植入身体。

这帖药方，成分很多，其中对消炎、杀菌有效的成分是最多的。还有加减方，比如在原来的六味的基础上加龙脑就成了七味，所以其治法也以清法为主。

珍珠与牛黄的成分比较像，有开窍的功能。在进一步往下讨论前，我们先要问问，"窍"是什么？

人如果心脏无力或血液不够，就会将不重要的器官的血液循环关掉，先是脾胃，接下来是四肢，再下来是肝肾大脑，最后只剩下心肺及脑干，这就进入休克状态了。只要身体健康状况能好转，如输血、输液后，这种状态大部分都可反转。如发高烧，脑子太热，无法运作，退烧后，也大都能反转。如中毒，不论是吃了毒药导致的中毒，还是因自身肝功能低下不能解身体中本就有的毒素而导致的中毒，都可以通过洗肾、洗血，将毒清去，也多能反转。当然，并不是所有的情况都能反转，其中有些是不能反转的，这是因为"窍"没有开。

"窍"依其字义，是孔穴。窍门就是一个关键性开口的意思。

安宫牛黄丸的功效是清热解毒、豁痰开窍。由其组成药之药理，其清热解毒之药效系由消炎及退热药而来。但是牛黄与珍珠都不是上选的退热或消炎药。牛黄中之胆酸、胆红素、胆固醇、胆色素，在人的胆汁中也有，没什么稀奇。这两味药的相同之处是拥有多样氨基酸及多种无机元素。就开窍而言，可能就落在这两类成分之上。

在这里我们做个大胆的假设：这个窍指的是脑窍，就是脑子的孔穴。如果孔穴打开了，脑子就开窍了。即使有了人苏醒时应有的眼、耳、鼻、舌、身、意的六识功能，但如果脑窍一闭，人的六识加上所谓的末那识、阿赖耶识，也就会全都丧失。

所以这与脑卒中不同。脑卒中在脑子的瘀血、水肿退去后，留下的半身不遂很难恢复；而这个窍闭与休克有些相似，但是它并非由血液循环之改变而来，脑窍关闭的病人，其他部分的血液循环可以很正常。如是高烧、脑子烧坏了，退烧后，最多是听力变差了，或是说话不清了，很少是六识全部丧失的。配合氨基酸以及无机元素可能的生理功能、药理功能，这两类成分对脑子究竟能有什么特殊功效呢？

　　氨基酸可以转化为神经传导物质,经过神经传导功能之改变,由西药药理推论,可能可以退烧止咳。而无机元素如锂等,可以矫正一些脑部疾病,但都不能发挥开关的功能——一打开六识全能,一关闭六识失能。

　　在脑子的生理结构中,我们所能想到的与开关性质相关的只有血与脑之屏障。这个血与脑之屏障,平时可以保护脑子不受毒害,不受干扰。如果脑子只需要葡萄糖,这个屏障就只送葡萄糖。脑子以多巴胺为传导物质,屏障却不容许多巴胺通过,只允许多巴通过。所以要治帕金森病,虽然是希望增加脑中的多巴胺,但却只能口服多巴。因为只有多巴才能在血液中通过血与脑之屏障进入脑中,为脑细胞吸收,然后在脑细胞中,将多巴转化为多巴胺使用。这个血与脑的屏障,目前认为它是通过细胞间隙工作的,非常精准,不论立体尺寸或带电状态,只要稍有不对,就一律不准通行。这也是保护神经中枢、大脑不受外力干扰,防止发生错乱的必要的生理措施。

　　由多巴、葡萄糖的大小来判断,这个屏障的孔隙,不会比这些单糖或氨基酸大多少。如果生理上发生错乱,例如病毒感染时,外邪只消将某些氨基酸胡乱改造一下,或让肠中细菌产生一种很像氨基酸的毒素,这些小小的经过更改的单分子,就有可能塞住这个孔隙,进而阻止了葡萄糖、其他氨基酸甚至氧气通过这个屏障进入脑子。如果在短时间内,外邪制造了大量的这类毒素,那么脑窍就会被阻塞,而脑窍一闭,所有的功能一下子便全都停止了,六识都没有了。

　　要打开脑窍,首先要将外邪逐出,让这类阻塞脑窍的毒素不再产生;然后,用一些与毒素相似的无害分子来将这些毒素洗刷下来,以将孔隙空出来,好让血中的各种脑子需要的养分顺利通过。这种办法在解毒时会经常使用。牛黄及珍珠内含有的大量氨基酸,可能就有这类分子：与毒素相似，却又无害。而那些大量的无机元素，其种类繁多，可能可以让这类分子加速从而抢得孔隙位置，并将毒素由孔隙中拉出来，进而由血液带走，排出体外，以解除危机。脑窍打开了，营养品送进脑子，人就苏醒了，这是我们想到的解救窍闭的可能途径。虽然不一定正确，但还算合情合理，与生理学没有太大背离，这是我们目前所能想到的一个可能的方向。

假定脑窍一如我们所说的，那么这一方剂中的各味药的作用是什么就可通过分析弄明白了。黄芩、黄连、山栀子、梅片抗菌解毒；郁金则溶解牛黄中各种不易溶解之物质，以利肠胃吸收；雄黄、朱砂可治外伤，预防新的感染。而珍珠与牛黄中有大量特别的氨基酸及无机元素，可将塞住脑窍的毒物搬离窍门。只有金箔，实在想不出其功效。

黄金为非常稳定的元素，不受侵蚀，不易氧化，呈金箔状也不能被肠子吸收。而珍珠、牛黄中已有大量无机元素，多一样不能吸收的呈薄片状的黄金，究竟是为了什么？

由化学性质实在想不出其功效，我们只好由物理性质去思考。黄金密度很大，为 $19.32g/cm^3$，又有绝佳的延展性，所以一克黄金可以做成一平方米的超薄的金箔。超薄的金箔可以透光，呈绿蓝色。

金箔如果吃进肠胃中，因其密度大，会向地心方向沉下去。金箔因为其生物兼容性好，可以非常贴近肠壁。但如果是扎实的金粒，就会刺穿肠胃，造成肠胃穿孔，引发腹膜炎而生大病。所谓吞金自杀，死得一定不舒服。

脑窍闭锁的病人一定是躺着的，其肠胃中的余食因经过长时间的细菌发酵，已成秽物。秽物经肠胃吸收后，就会不断地产生毒素去继续闭锁脑窍，使病人自己的复原功能不能发挥。

所以第一要务是釜底抽薪：先将秽物移走。那些抗菌剂就有此功能。如仍不足，则牛黄承气丸加大黄，以清肠中秽物。而仍不能移走的，就是那些粘在肠壁上的物质了。这些物质不仅会继续提供毒素，还会阻止药物的顺利吸收。这些粘在肠壁上的秽物，大部分粘在向地下的一面。此时吃进来的金箔就成了最好的菜瓜布，利用其非常薄的刀刃，将秽物由肠道表皮上刮下来。尤其是面向地面的肠道会被重点清理，因黄金密度大，会向地心方向沉下去。金箔在把肠道刮干净时，肠道也难免会被刮伤，故加朱砂与雄黄来消炎（像我们皮肤受了外伤一样，弄些红药水、碘酒、紫药水等类似的消炎药以防止感染），恢复肠道之吸收功能。

说明到此，可证明每一味药都有其必要功用，我们也不禁对《温病条辨》有了更多的赞叹！

我们在本书中不仅提供了这个方子的内容，尽可能地分析其方义、各单味药的功能，甚至还对《亚洲周刊》的全文也进行了转载。因为这些报道中的内情与安宫牛黄丸本身一样，充分显示了中西医对病人、病症的看法与治法之区别。

ᗌ 抢救刘海若

以下是 2002 年第 34 期《亚洲周刊》中记者王健民的一篇报道：

刘海若转危为安内情

香港凤凰卫视女主播刘海若在昏死近三个月之后，经过中西医合并治疗，终于苏醒并能开口说话，还有喜怒哀乐，神志清楚。中国医生不仅缔造了生命奇迹，也创造了医学传奇。

有人说，香港凤凰卫视女主播刘海若在 2002 年 5 月英国的重大火车事故中，于全身严重受创之后幸运存活，是创造了生命史上的奇迹；而这位被英国医生宣布"脑死亡"的重症病人从英国转到北京的医院，经由中国医生悉心治疗，在昏死近三个月之后，终于苏醒并能开口说话，还有喜怒哀乐，更是创造了医学界的又一个传奇。但在这"生命奇迹"和"医学传奇"的背后，却有不少鲜为人知的内情。

刘海若于 5 月 10 日在从伦敦到剑桥的火车脱轨翻车大车祸中受重伤，与她一起的两位同伴当场身亡。刘被送抢救的第一天，医院即发出病危通知，并判断刘已"脑死亡"。闻讯赶到伦敦的家人在经过几番抗争之后，又得到由北京赶赴伦敦的脑外科专家凌锋教授的协助，免去了英国医生一再坚持的、可能彻底置刘海若于死地的"脑干测试"，并在 6 月 8 日由国际 SOS 救援中心将刘送到北京宣武医院治疗。

中英医护情况迥异

从伦敦到北京虽然只有十几小时的空中航程，但却是刘海若从"脑死亡"病人回到现实世界的一大步。这天，她从伦敦皇家自由医院三人一间的病室转到北京宣武医院的重症加护病房。北京有关部门动用北京市最好的医生为她会诊，所有医护人员都经过认真选择，并为她提供专人特护。相比之下，英国医院的医护情况令人慨叹。知情人士说，当时看护刘海若的英国护士都是经纪人公司临时招聘的，而且一天一换，"需要几个找几个，每天都出现陌生的面孔"，更谈不上熟悉病人的病情。

当时，已昏迷的刘海若高烧不退，英国医生就用一台大风扇

"帮助退烧",颇让刘的家人担心:"就是一个健康人,这样吹恐怕也受不了。"家人的交涉没有用,因为并非"专业意见",幸亏经从北京赶来的凌锋的"提醒"和建议,英国医生才接受并采用了冰块物理降温的方式。由于脑部受伤,刘海若的颅内压很高。但知情人士说,抢救刘的皇家自由医院不但没有高压氧舱,"连在中国十几元(人民币)一支的降颅内压针剂都没有"。又是凌锋的建议,因陋就简,将刘海若的床头部分夹角升高35度,"装大牌的英国医生表面上不以为然,但也得跟着照做",这才临时解决了问题。可能由于中西思维的不同及诸多的不便,刘的家人在6月1日时决心把垂危的刘海若转到中国治疗。但这个决定引起了一些西方媒体的不解:"为什么要放弃医疗条件更好的英国,回到医疗条件落后的中国?"据称刘的家人回答:"设备重要,爱心更重要。"送到北京之后的刘海若得到了中国上至国家领导人、卫生部和北京市政府的关切,下至成千上万普通百姓的关心。宣武医院专门成立了一个五人医护组二十四小时看护,刘的家人每两小时把一百毫升浓汤或新鲜果汁以针筒喂食,更为刘海若的恢复添加了力量。

从到北京的那一天起,刘海若每天要接受高压氧舱和神经营养治疗,要接受中医针灸、按摩、电刺激和康复训练,但也面临在英国抢救时留下的后遗症。北京的医生又查出了好几处在英国没有发现的骨折,从腿上和手上发现了尚未清除干净的玻璃碎片。知情人士说,由于"脏器菌种不平衡,她很弱,很容易受到感染",而且由于英国医生一开始就用了最强的抗生素,因此到北京后,几乎所有抗生素都没有作用,"仅剩一种还有效,但不到关键时不会用,这是最后的王牌"。

中成药起重要作用

谈到使刘海若转危为安的"王牌",不能不提到属中成药的"安宫牛黄丸"。知情人士告诉《亚洲周刊》,刘现在每天早晚各"灌食"一粒安宫牛黄丸,它对于刘的恢复起了非常重要的作用。刘海若的妹妹刘海林也认为,刘海若"能好成这个样,大家想都不敢想",除了刘海若本人"自己在努力",除了北京"这边帮了很大忙","中西医合并"治疗是个非常重要的因素。

在各方努力下,在多种因素的作用下,刘海若终于在 7 月 26 日睁开了眼睛。凤凰卫视的沈蓓蓓表示,刘海若睁开眼睛时,"右眼因为受伤,所以还有障碍"。沈说,刘原来一百多磅①体重,受伤后仅剩八十多磅,"但回到北京之后,我再看到她时,脸形已经恢复得跟以前差不多一样"。

更让刘海若的朋友和家人惊奇的是,经历了生死劫难之后的她终于可以开口说话了。8 月 8 日这一天,刚好是刘海若从英国转到北京治疗整整两个月的时间,对刘海若的家人和负责治疗她的医生、护士来说,是个令人激动、开心和难忘的日子。这天,参与治疗她的医生苏正对睁开眼睛的刘试探性地问了一句:"你叫什么名字?"刘的喉咙在微微地抖动:"刘海若。"虽然不是很清楚,但却令在场的医生、护士和家人感到莫大的鼓舞。

再接再厉。医生又问:"你在什么单位工作?""凤凰卫视。"声音虽然微弱,却可以听清楚。之后的问题"你的父亲叫什么名字?""你的母亲叫什么名字?"刘海若都能准确答出。更令家人

---

① 1 磅约为 0.4536 千克。——编者注

感到高兴的是，当问到她姐姐的女儿的名字时，刘海若说出了这个侄女平时几乎不用的中文名。除此之外，医护人员还拿出一本以厦门远华案主嫌赖昌星为封面的《凤凰周刊》，测试刘海若其他方面的记忆，问："这是谁？""赖昌星。"刘回答准确。

这对于一个严重脑损伤的病人，尤其是一个被英国医生宣布"脑死亡"的病人来说，是一个了不起的突破。苏正认为，刘海若的"神志已经完全清楚了"，而一个"头部、胸腹部受到严重损伤"的病人，还能够顽强地闯过一关又一关，尤其在头部严重损伤后，"能够恢复到目前这个程度"，"在医学史上也是一个奇迹"。苏正说，有天晚上，刘海若进行功能锻炼后，感觉有些疲倦，苏正问她："你现在想看电视，还是睡觉？"刘有点不好意思地说想睡觉。沈蓓蓓也透露，刘海若实际上已经恢复了常人的喜怒哀乐，"有时会发脾气，觉得汤不好喝，就含在嘴里不咽下去"。

刘海若会发脾气了，更会说话了。但日夜在她身边看护的妹妹刘海林却告诉《亚洲周刊》："（海若）还没能准确发音，一些音发得含含糊糊，讲话还不是很清楚，因为那么久没讲话。但对于一个昏迷了三个月的病人，能开口讲话，能记得家人的名字，就阿弥陀佛了，就非常开心了。"其实，不单刘海若的家人开心，刘海若的朋友开心，全球华人更为在刘海若身上创造了传奇的中国医生和中华医术开心。

西医照顾病人，依照 SOP 标准操作手册，可以迅速换手，也可以迅速上手，所以可以"一天一换""需要几个找几个"。好处是再差的、再笨的，也不会差到哪儿去；坏处是只会依照最基本的操作手册运作，人也变得像是设备一样，一板一眼，难怪被批"设备重要，爱心更重要"。在西医的范畴，爱心是无法写上操作手册的。

退烧以一台大风扇来吹，这点恐怕并非正规"操作"，以冰枕降温应该也是西医的标准做法；降颅内压针剂，其疗效恐怕并不显著；高压氧舱也还没列入一般疗程；至于未将床头部夹角升高三十五度，这也是很正常，所以凌医生恐怕的确是"因陋就简"。因为操作手册中，不会规定得这么细，所以是否加入考虑，就是"爱心更重要"了。至于抗生素的使用，这正是目前西医面临的困境——"多菌种感染及广泛的抗药性"。在这种多菌种感染又有抗药性的状况下，清法反而凸显了优势：不论是什么菌、有多少种细菌，用大扫除的方式，大扫把一挥，全给扫出体外，也就解决了。何必一一培养、个个分析，这才想办法赶尽杀绝呢？

≈ 身外之物与身内之务

在这次治疗过程中，真正凸显的其实应是安宫牛黄丸的疗效，其他的"设备"或是"爱心"之争，多少反映了东西文化上的差异。西方重身外之物，东方重身内之务，孰优孰劣也就见仁见智了，这也与这么多年来中医、西医争论不休而无法有个结论，是同样的道理。

西方所重的身外之物，比较容易了解，也就是设备、操作程序、细菌、病毒、寄生虫、温度、湿度、大气压力、营养素……这些都很容易拿来当作一个客观项目进行研究与学习。

而东方所重的身内之务是比较难说明的，也是比较难研究的。就拿刚讨论的安宫牛黄丸当例子。西方重抗生素，抗生素是由细菌之培养来研发的，非常客观。在一定的培养条件之下，能杀死多少百分比什么样的细菌都是明确的。但是很少有西医对肠道内的细菌进行研究。肠道是个不容易定义的环境，气候、人种、年龄、性别、食物、身体健康状况等，都会影响肠道环境，如要研究肠道中的细菌生态，可能二十年也写不出一篇论文。这种吃力又不讨好的工作，谁肯去做？而安宫牛黄丸的长处，就是调整肠道的生态。这个调整体内生态的工作，就是身内之务。

其实这种文化的差异，广泛地反映在各种健康的观念上。就拿增胖与减肥来看，西方重营养学，米饭 1 克 4 大卡，脂肪 1 克 9 大卡，蛋白质 1 克 4 大卡，男生每天大约需要 2100 大卡的能量，女生则约需要 1600 大卡的能量。可是有女生每天摄入 2000 大卡的能量，却仍是骨瘦如柴，每餐加了很多营养仍是胖不起来。同时，也有人称喝水都会胖。在这种状况下，医生常会判断是体质的关系。

所以在食物的营养中，热量、成分这些都是体外之物，很容易研究也很容易讲解，更容易执行。

可是体质是什么？体质是"身内之务"，但是要定义体质又是那么困难。我们不妨把方剂学中各方之主治拿出来看一下。

四物汤：主治营血虚滞。症见：惊惕头晕，目眩耳鸣，唇甲无华，妇人月经量少或经闭不行，脐腹作痛，舌质淡，脉弦细或涩。

四君子汤：主治脾胃气虚。症见：面色㿠白，言语轻微，食少便溏，四肢无力，脉缓弱或细软。

六味地黄丸：主治肾阴不足。症见：腰膝酸软，头晕目眩，耳鸣耳聋，盗汗遗精，骨蒸潮热，手足心热，消渴，虚火牙痛，舌燥喉痛，舌红少苔，脉沉细数。

上述三个方子都是大家耳熟能详的常用方，也是大家熟悉的补益方。由其主治，四物汤入脾补血，四君子汤也入脾但补气，六味地黄丸入脾则补肾。这些描述写来简单，但是这些描述都是什么意思呢？这恐怕是中医真正的困境。

当我们看到经典中的一段文字时，往往也能看到后世的医家加上的注解。一注再注，随便就是数十注。甚至有一位医家，对同一内容给出了三种解释。而另一位医家又为这三种解释各自再加了一种解释。歧路亡羊，究竟哪一个是对的？

小 结 第四章

≈ 小心地求证

英国哲学家培根提出了演绎与归纳两大心法，我们认为这是后来西方工业革命以及科技得以突飞猛进，迅速超越东方的最大动力。我们把这两个心法以通俗的话简单介绍一下。

演绎法：是根据已知的知识，用合理的方法将这个知识延伸并扩大，以推广其用。

归纳法：对许多不同的知识进行仔细分析、求证，以去芜存菁，只留下简单扼要的精华。

在近代哲人中，将这两个心法解释得简单明了的当推胡适先生：

"大胆地假设。"
"小心地求证。"

两句五字真言，前五字是演绎，后五字是归纳。这就是科学的精神，也就是大陆强调的"唯物辩证"：把不合科学的东西丢掉。

在中医历史上，医家都在做演绎，一演再演，愈演可能离事实愈远。好在医学是个实践科学，大量的人体临床试验也算是一种归纳法，只是成本、代价也太高了，而进展也太慢了。

清朝的王清任著有《医林改错》，但也有人笑他是"愈改愈错"。他是位实践医学家，他不怕触犯当时的法律，亲自去看尸体、解剖尸体。于是他发现，瘀血都集中在血府之中，而这个血府大约是在胸下、横膈之下，在心包附近。其实这也不奇怪。亚里士多德当年观察、解剖战场上战死之人，也发现血液都集中在静脉，而动脉是中空的，发现了脑子中集结了大量的瘀血。所以他提出动脉是输气的，静脉是聚血的，而脑子是血液的集中处。

这些都是大胆的假设，后代之人不该去笑他们，而该小心求证。其实演绎与归纳也正是《易经·系辞上》所提出的"一阴一阳之谓道"。由演绎可以扩大矛盾，而归纳就能统合矛盾。

王清任由瘀血论提出的活血化瘀的治法，是中医一个革命性的进步。近代有陈可冀等人将之发扬光大，做了很多研究，今后理论肯定有更大的发展空间。这也是中医的一大特色！

而亚里士多德的脑子及静脉聚血理论，则由哈维将之推翻了。哈维通过观察活体，发现心脏会不断地泵出血来，因而推断血液是循环的。心脏不断地泵血，如果血液不是循环的，岂不是把身体所有的血都抽干了？而泵出来的血，又能放在哪里呢？这个西方医学上的大突破，比起有文字记载的《黄帝内经》提出的血液循环理论，足足晚了近两千年，也与和《黄帝内经》同时的亚里士多德的脑子及静脉聚血理论相隔了两千年。哈维是由观察加上推论，由质量不灭及连续方程式得到了血液是循环的这个重大理论。而确切地看到微循环，血液由动脉经过微血管再流到静脉，已是近代的事了，与哈维也相隔了数百年。

而《黄帝内经》中又提出了经络，认为经络是气血并行的管道，是输送血液的高速公路。这个学说自有《黄帝内经》记载就已完备，后世好像只能遵循，尚且不能提出证明，更别说发扬光大了。幸好在大量的人体临床试验中，一再证明其指导有实用性，因而才能留存至今。但是由《黄帝内经》的十二经络辨证到张仲景的六经辨证，再到八纲辨证的四个项目，最后到叶天士的营卫法则，中医随着时光的流转，人才的更替，不但没有增长诊断辨证的能力，反而由十二降为六，又降为四，最后降为二，诊断辨证的能力反而越来越弱。这也是因为只演绎不归纳，只假设不求证。其后果就是产生了大量的文献，却没有人能辨别其内容的对错。

如今中医仍能存在，还得感谢一些西方血流研究的学者。他们没有小心地去注意身内之"务"，而是把血液循环当成一个"物"在研究。所以他们没有发现，精微的血液循环系统之共振———一个在不受解剖刀破坏、不经药物干扰的健康个体中，小心翼翼地测量，才能发现的生理现象。

≈ 中西医结合？！

行笔至此，大家应该能领会中医的特色在哪里了。但是中医要向前走，必要的手段就是加强小心求证，将已经混杂了一百倍甚至一千倍沙子的黄金金沙，一粒一粒再次从这些杂乱的沙子中淘出来。找出共振与经络理论，这是中医之本，而引气归经则为中医之用，我们以最常用的四君子汤、四物汤为例。

四君子汤的症见，也就是适应证，该如何辨证呢？

面色㿠白：如是白种人或较白之人如何？黑人如何？

言语轻微：有人生来声音小，轻言细语如何？

食少便溏：食多、食少，要看内容，肉多油水足自然吃得少，青菜多油水少就要吃得多；便溏也要看吃什么，多久便溏一次，多稀算作溏。

四肢无力：要能走多远的路、拉多重的车才算有力？

脉缓弱或细软：这是依照二十八脉来分类的，有更好的方式吗？

同样，四物汤症见。

惊惕头晕：股票大跌了！明天老板要来视察！物价大涨了！昨天村里有人被抢！听到这些不断传来的可怕消息，几个人不怕，不晕？

目眩耳鸣：电视看久了，电脑玩多了，电玩玩傻了，几个人不目眩耳鸣？

舌质淡红：刚喝了红酒，吃了块蛋糕，吃了巧克力糖，舌头是什么色？

脉弦细或涩：这也是依二十八脉来分类，有更好的方式吗？

您可以不厌其烦地去看每一个症见，也就是适应证，这些描述似乎都不容易正确判断，也就难怪在症见的下面，会加上西医的适应证。

四君子汤：本方可治慢性胃炎、胃溃疡及十二指肠溃疡等。

这个做法难免落入日本汉方对症的逻辑，这是西医的逻辑，对应的适应证非常明确，没有辨证。但是中医与西医的适应证毕竟无法一一对应，为求周全，又加上了"脾胃虚弱者"，这又回到了中医的词，似乎又加了点辨证。这句话也表示，并非所有的胃炎、胃及十二指肠溃疡都可用此方，而脾胃虚弱又该如何辨别呢？我们还是回到了中医诊断不精确的老胡同。

在将中、西医各种适应证做了结合之后，并没有增加中药方剂的实用性，也没有增加中药方剂的正确性。因为没有凸显中医的特色，没有改进中医的诊断，反倒把中医的治疗变成了西医治疗的辅助工具，或是西医治不好时的后备方案。

这恐怕是提倡中西医结合的大师们始料未及的。

≈ 中医的发展与发扬光大

中医的发展与发扬光大终究要回到自有的特色、自有的专长、自己的大道，以共振、经络为体，以引气归经为用。

我们再以疏散外风的川芎茶调散来当例子。

组成：白芷、甘草、羌活、荆芥、川芎、细辛、防风、薄荷。研为细末，食后清茶调下。

在此前，我们曾经批评此方，认为其没有入脏的药为根。也就是在第三、六、九这个谐波群之中，没有入脾经的药，恐怕不好治头痛。本方在方剂书中的注意事项上，也提到"方中辛散药物较多，凡久病气虚、血虚，或肝肾不足，阳气亢盛之头痛，皆非所宜"。

在前几年，我们研究了茶及咖啡对脉波的影响，居然发现，这两种饮料都有提升三、六、九谐波的功效，与练功相似。而咖啡在这一组谐波外，也入肝经。由此可判断，茶与咖啡都有补气、提神的效果，只是茶入胆经较多，而咖啡入肝经较多。饮茶之后，精神好，头脑清晰；而饮咖啡之后，精神虽好，但头脑清晰程度有限。因为入肝经之气虽能降低睡意，但并非入上焦之主频，只对脑干、间脑等的植物性低阶脑功能有帮助，不及茶因入胆经较多，对大脑皮层的各种高级功能，如思考、计算等较有帮助。

得到了这个实验结果，我们不仅对茶有了进一步的了解，也由文献知道饮茶始于修道之人。其人饮茶意在静坐时维持头脑清醒，茶不至于成为睡觉禅的饮料。

有了这个对茶归经的了解，就修正了我们对川芎茶调散原来的认识。这个在宋朝时由大量人体实验得到的方子，果真有其奥妙！

此方用时"茶宜量大"，这又是后代医家依其个人行医经验体会所得。这些都是小心求证的成果。

在本书中，曾将川芎茶调散与人参败毒散作比较，认为两方功效相似，但后者较周全。因有人参、枳壳、茯苓，能顾住脾经，也就是第三谐波。

这个方子也是宋朝《太平惠民和剂局方》中的方剂，充分代表了宋朝开始重视补益元气的观念。这个方子不仅治头项强痛、鼻寒身重，也治胸膈痞满、咳嗽有痰，更奇妙的是也可治疗下痢初起有表证者，见恶寒发热、头痛肢楚……使从外入之邪，仍从外出，里滞亦除，其痢自愈，称之为"逆流挽舟法"。而注意事项：若痢下不爽，里急后重，或便脓血，无表证者，是邪已入里化热，不宜使用本方。

这个方子就没有不宜久服或多服的禁忌，不仅可治头痛，同时可治咳嗽下痢。

由注意事项可知，这个"下痢"初起应是被病毒感染（外入之邪）。如果是"里急后重，或便脓血，无表证者，是邪已入里化热"，这句话则表示不是单纯的病毒感染。病毒在将身体三、六、九之卫、营等气破坏后，在肠胃内又诱发细菌的感染或滋生。若导致肠胃发炎，就该并同清法，不能一味"逆流挽舟"了。

本方对治疗病毒引起的下痢初起有效，但如果下痢是因肠胃发炎、细菌感染引起的，那一开始就该用清法加补中，如枳实导滞丸或三仁汤之类的，而不是益气解表了。

这两个方子的共同之处是治头痛。而因补益元气之力道不同，川芎茶调散专治头痛，对偏正头痛，巅顶作痛等皆有效，但不宜久服；而人参败毒散因补中力大，故又兼治咳嗽及外感风寒引起的下痢初起，这是两方之异处。

由其相同的用药应可了解中药方剂治疗头痛的一些奥妙。我们对治疗头痛特别有兴趣，原因有二：其一，因为不论头痛还是偏头痛，都是西医不易治而仍在积极研究的课题；其二，这是利用三部九候或三焦理论的最佳例子。

人参败毒散除了补中之人参、枳壳、茯苓，其他的药与川芎茶调散相同的有川芎、羌活、甘草。而川芎茶调散中川芎的量相对要大很多。其他治头痛的方子如羌活胜湿汤、九味羌活汤，也都是川芎与羌活俱在。

我们查了一下川芎与羌活的药性，这里只记下有中医原理指导之性味及归经。

川芎的性味与归经：辛，温，归肝、胆、心包经。

羌活的性味与归经：辛、苦，温，归膀胱经、肾经。独活与羌活相似，力弱。胆经由头至脚，为何治头痛一定要有川芎，而且重用川芎者疗效更好？

相较于川芎茶调散，人参败毒散主要多加了柴胡、前胡。

柴胡：苦，微寒，归肝、胆经。

前胡：苦、辛，微寒，归肺经。

由性味来看，柴胡可以协助川芎入肝、胆经，而前胡与桔梗及人参互补，可增强肺气。

防风：辛、甘，温，归膀胱、肝、脾经，与羌活也相近。

川芎茶调散重用川芎，而川芎主入肝、胆经，尤其是胆经。因胆经是入上部也就是上焦气血之主频，故川芎量大，加上茶也走三、六、九频，就可将第六谐波的能量大大增加，所以可引气血上行至头面。而川芎茶调散还有白芷，可引气血入胃经，细辛入心肝肾经，有镇痛作用，取其用。薄荷清热解表，促进循环。

川芎茶调散由归经的方向来分析，以入胆经为主，故入上焦

（部），同时也有入胃经及膀胱经之力道。综合而言，此方入上焦胆经、上焦胃经及上焦膀胱经，而此三经刚好在头面之正面（胃）、背面（膀胱）、侧面（胆经），也就难怪对治疗头痛有效。

而人参败毒散呢？

因为入肺经（中焦）之力亦强，故虽有柴胡帮助川芎入胆经，但入上焦之力与中焦相较，稍有不足。败毒散之引导气血到中焦之力强于入上焦之力，所以能治咳嗽及下痢。上焦只入胆经及膀胱经，本已力弱，再加上没有入胃经之药，治疗脸正面的疼痛及疾病，效果就更弱了。

根据这个入经的分析，要治头痛还能有改进的空间吗？

如果头痛的位置只是颜面，则以入胆经药为主，加上入胃经的药就行，以免分散药力（引血入经之力道）。同理如头痛在背面，仍要以入胆经药为主，另需加上入膀胱经之药。这个引血入经的思路，需要好好想清楚。不止头痛，各种头面的疾病，多可加上其他消炎、化瘀的药，不论中药或西药，应是同样适用，只是使用之前要先了解所加之消炎或化瘀药是否也有归经之性味，以免破坏了原本引血入经的规划。例如治头疼则化瘀药不宜用牛膝、生地。

引血入经除了要知道药物本身的性味、归经，还要记住上焦、中焦、下焦的规则。凡在上焦的头面部分，一定以入胆经（第六谐波）的药为主；在中焦部位，咽以下至肚脐以上，以入肺经（第四谐波）之药为主；下焦部位，肚脐以下至脚底，以入肾经（第二谐波）之药为主。如是上焦膀胱经，则再加入膀胱经之药。同理如中焦胃经，则以入肺之药为主，加上入胃经之药。其他依此类推。

因为身体还有两组特别容易一起合奏的和弦，也就是已经介绍过的第二、四、六谐波是一组，而第三、六、九谐波是另一组。

如果要补第四谐波，一定要同时补第二谐波，否则药力无法发挥。第二谐波是较低频的谐波，如果只补第四谐波，能量则容易流失，尤其是会散到其他谐波去。因为第四谐波之组织本已有病，不易共振，如果只补第四谐波，则散往第三、五、八、九等谐波的概率很大。因为第四谐波本就不易共振，又因为有病，强迫其共振更加困难，于是能量不能进入，这也是虚不受补的道理。此时如果想将能量留在第四谐波，那么就必须配合入第二谐波的药。因第二谐波为第四谐波之基础频，能加强并稳住第四谐波的能量，以达到补肺的目的。

而补上焦时，可循二、四、六和弦的途径补第六谐波，同时补第二谐波与第四谐波。也可循三、六、九和弦的途径，同时补第三谐波，以加强并稳固补的力道。就实际运作的角度，三、六、九和弦是身体最强的和弦，也最容易补，所以有脾为后天之本的说法，而且只补第三谐波也比同时补第二谐波、第四谐波容易多了。

大家常用的黄芪，可同时补第三谐波（脾）和第四谐波（肺），是味容易配伍的药。要将血引进中焦脾经，也可用人参。其实人参也是既补第三谐波又补第四谐波药材，但其补第三、六、九谐波的力道也很强，服用后身体发热，也就表示同时补到了体表，如此则气容易散失。其实，生姜也是既补第三谐波又补第四谐波，是补中好药，又便宜，可谓平民百姓的人参。只是近年来，农药、肥料使用不当，生姜常常被污染变色，选用时要仔细些。

谈到这里，应该了解一下关于补的可能的机制。

我们研究得最多的是入脾经的药物，而中药材中补脾的药也最多，因脾经是第三谐波，所以可以用大老鼠来做动物实验。在测试过的十多味药材中，其共同特性为第三谐波，振幅增加 10% 至 25%。这个百分比看来不多，但由能量的增加来看，能量为振幅的倍数，表示推动血液进入脾经的能量，增加了 20%至 50%。这种推动力是心跳一次就推一把，一直到药效退去，这种增幅发生在服药三小时之内。从服药后半小时开始起作用，在随后的两个半小时之间，心跳大约是 10 800 次。所以就是外加约 30%的力道推了一万多次。虽然能量不大，只有零点几瓦，但是以其共振频率不断地推，就能把更多的血推进脾经去，以帮助组织进行修复。

但是这多出的 30%的能量是分布在整个脾经中的，如果再能由上焦、中焦、下焦的引经药，将能量只集中在中焦脾经或下焦脾经，则能量又可增强。

如果是物理治疗，又有精确的诊断，知道是左侧中焦脾经，或右侧中焦脾经受损，就可将能量再次集中增强。最好是找出确切的受损的位置是在左侧中焦脾经的大包穴或天溪穴，那就可以直接复健这个单一穴道，那么其能量又能进一步集中。所以不论内因、外因，造成重大伤害而致病时，《黄帝内经》是主张用物理治疗的，尤其是针对正确的穴道，做正确的复健。如果仍有余伤未好，再用药物来慢慢推。血路虽然打通了，组织还是需要较长时间来生长复原的，此工作就交给药物，用鲜血一波波地将各种化瘀成分、营养送过来，慢慢化瘀、生肉、长骨，恢复健康。这个直接针对伤处或患部的物理治疗，不仅可迅速将阻塞血流的主要障碍移去，也能同时解除"虚不受补"的限制，接着再服用药物，其功效也就大大增加了。

请您仔细想想，这可是《黄帝内经》教导我们的长保健康之道！

气血的旋律

第一章

气与血

☞ 身体之组成及更新

在身体中，有各种器官，西医依系统分类为循环、消化、神经、内分泌、呼吸、泌尿、运动、生殖等。中医则以心、肝、脾、肺、肾、胆、胃、大肠、小肠、心包、膀胱、三焦等经络来区别。经为直接灌注之管道，络则为浸润扩散之区域。这两种分类，看似没有太多交集，但却有一个共通的重要元素，那就是"血液"。不论中医或西医，都认为血液是生命之源泉。古代医药不发达时，不论东方或西方，男性死亡之主因皆为战争或意外，而致死的最直接原因就是失血；女性死亡之主因为生产，其致死的最直接的原因也是失血。

人体是由细胞构成的，细胞活着，人也就能活着。细胞在人体中，虽然共用相同的 DNA，但也按其需要，分化成各种不同的形态，产生各种不同的蛋白质，以承担不同的功能性任务。细胞要活着，要工作，就时时需要能量，并且还需要维修。就像冰箱、电视机一样，想使用就一定要通电，电就是冰箱、电视机所需要的能量。一般来说，电器用久了，难免会有小故障，这时就得换个灯泡，换根保险丝，甚至要加冷媒，或调整一些元件。电器用久了会坏，细胞也一样，如果细胞损坏严重，便只好让它们死去，此时身体中的备用细胞，尤其是干细胞，就会再分裂来替补这些死去的细胞。身体中的各器官的再生能力都有限，一般而言，备用细胞能分裂的次数也有限。一旦次数像车票一样用完了，该器官就不能再生了，若是再有损伤，就会衰亡，进而威胁人的生命。所以我们要爱护全身所有的器官，尽量不要让有毒的食物、烟酒等从身体内部伤害它们；尤其是不要令体质酸化，避免体内积存能产生大量自由基的二氧化碳；二氧化碳虽然是产生能量的必要代谢物，但也要像为了地球的环保一样尽量减少其含量。

说到细胞的再生能力，其实有两个器官是没有这种能力的，即我们的心脏与大脑——在发育完成之后，它们就失去了细胞再生能力。[①]现代最可怕的病，一是癌症，那是细胞分裂不再受约束，不只是补充已被淘汰的细胞而已，更不受车票张数（再生次数）的限制，莫名其妙地不接受任何指令，疯狂地分裂、生长，最终一家独大，它不仅破坏其他细胞的功能，也抢走其他细胞的养分，最终逼死其他细胞，让生命在痛苦中终结；二是脑卒中，正因为神经细胞不能自然再生，也没有方法以医疗手段促进其再生，所以一旦脑细胞缺氧死亡，其所掌管的功能就永久地失去了，从而导致半身不遂乃至植物人的出现；三是心脏病，心脏如果中风，细胞也会因为缺氧而死去，也同样不能再生，所以心脏就会失去部分功能。心脏剩下的细胞必须加倍工作，以弥补失去的功能，长此以往，难免导致过劳死。若再次发生缺氧的情况，便会很容易导致死亡。心脏中风复发而使病情恶化的病例，比比皆是。

≈ 血液是生命之泉源

细胞要活着，要维持功能，就要有能量，还要有维修的"元件"及"工人"。在人体中，能量由油脂、碳水化合物、蛋白质的氧化提供；而维修则多依靠酵素，各种酵素一起工作，不只制造供修补用之

---

① 最新的研究发现，大脑在一些特殊的条件下，仍有诱发神经细胞再生的可能。——编者注

"元件"，作为生产"元件"的"工厂"，也在细胞中担任修补工作的"工人"。酵素多由蛋白质组成，是由氨基酸在人体内自由制造的，它不能直接补充。若想补充酵素，只能吃蛋白质，经过肠胃将其分解为氨基酸后再吸收作为"元件"。家庭要维持，开门就需七件事——柴米油盐酱醋茶；身体要活着，就要有营养及氧气的供应，也就是中医所说的营气及宗气。营养主要负责提供能量及维修，而氧气则是帮助燃烧营养，以产生无时无刻不需要的能量。

身体需要营养及氧气，是因为每个细胞都需要营养及氧气。身体的细胞数以亿计，又分布在各个器官之中，内至骨髓、内脏，外至皮肤、指甲、毛发。每个地方都有细胞，也都需要营养及氧气，而这要如何输送呢？

身体中的循环系统就接下了这个繁重的工作。循环系统中的血管，大至直径一到三厘米，小至直径为一厘米的千分之一。奇妙的是，每个活细胞都能在其附近找到血管，这些血管为活细胞提供营养及氧气，以避免它们走向死亡。这么长又广泛的运输系统，像一张包裹了全身每个细胞的绵密而巨大的网，其中流动着血液，而这黏稠的血液中，输送着生命需要的各种营养及氧气，这像极了城市中的自来水输送工程。城市中的水管要接到每家每户，但身体是有超过了千万个细胞"用户"的大有机体，其数量远超过世界上最大的城市的自来水用户，而血液又是非常黏稠的液体，不似清水，因此这一工程之难度可想而知。

～ 心脏为血液之泵

复杂的循环系统充满了神秘感，也充斥着各种似是而非的理论。

　　这里我们要仔细探讨的是，这个复杂的系统，它输送血液的方式究竟为何？中医认为是气行血，而西方生理学相信心脏是行血的泵。

　　心脏是由肌肉组成的，不能像机械马达一样，以旋转的方式周而复始地产生力量。肌肉只会收缩与放松，然后再收缩再放松，如此重复地工作。所以心脏就设计了两个隔间：心房收集并填充血液，以注入心室；心室在充满血液后，再以强力的收缩，将血液挤压出去。心室收缩能力之强弱，除了受心脏肌肉本身的强弱的影响之外，血液的填充程度也非常重要。心肌只能放松而不能拉松，因为没有另一个生理结构来帮助心肌拉长、放松。心肌要完全放松，依靠的是由心房送进心室的血液。血液愈多，心肌就拉得愈长。就像弓箭一样，弓拉得愈满，弓弦就会愈长，发射时，箭的速度就愈大。心房中的血液愈多，就能将心室填得愈满，心肌就像拉满之弓弦，一下子就能将血液像箭一样有力地发射出去。所以血液的回流与心肌的强健是循环健康的两大要素。

　　高等动物，因为有了进一步的进化，所以氧气之交换有了特定的、经过分工的器官——肺来执行。心脏因而有了两套心房及心室。右边的一套心房及心室是供肺脏血液用的，流经肺脏而由肺脏充满了氧气的血液，再流回左边的一套心房及心室，而后由左心室发射出来，进入升主动脉，最后进入大动脉。

　　自升主动脉进入大动脉时，血液顺着血管之走向，做了一个一百八十度大回转，由向上转为主要向下（除了经过颈动脉流向头与脸的血液），由心脏发射出来的血液，在这里强力地冲撞着升主动脉的血管壁，血管壁就像被敲打的琴弦一样，将动能转换成血管壁上的振动，这个振动也就是中医所说的"气"。"气聚膻中"，说的就是气由膻中穴，也就是升主动脉之大回转处产生的。

　　在大动脉中，血液的输送与自来水是一样的，靠的是其静压力，

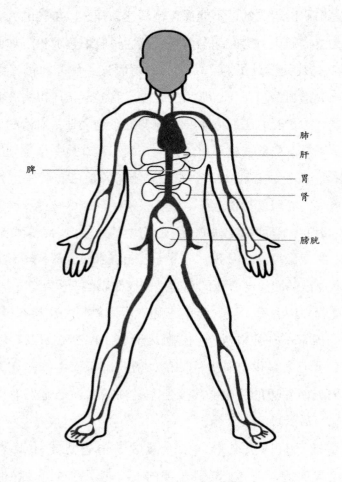

脾

肺
肝
胃
肾

膀胱

图 1.1 身体的动脉，只有一根弦——主动脉，但有许多共振腔——心、肝、脾、肺、肾等。因为只有一根弦，故只有一组共振谐波，而各个共振腔分别与这个谐波共振，通过共振以加强此谐波的能量。

只不过血液的黏滞性比水高了很多。在直径不到一厘米的血管中以动能为驱动力，还要经过摩擦力的消耗，输送之难度将是非常可怕的。何况还有许多直径不到百分之一厘米、千分之一厘米的小血管，其阻力又要如何克服？

如果只靠静压力传送，流速可能会非常小，但只要压力到了小血管，不论口径多小，只要有个开口连接到压力较小的空间，不管压力差是多少，血液大都能慢慢地流过去，无非黏滞性高则慢些，低则快些。

而身体还有更精妙的设计，即在正常的组织中，其压力都比大气压更低，所以即使到了小血管，几乎已经没有什么波动的静压力了，但小口径的血管仍可依靠毛细管现象，将血液送到每个末端的开口处。细小的血管，若其细小的开口连接到的组织是负压，就能自然而然地将小血管中的血虹吸出来。这种虹吸可以非常缓慢，所以血液黏滞性稍高也影响不大。

大血管中的振动势能，只要能经由振动一波接一波地将血液沿着血管送到小血管，凭借毛细管以及虹吸现象，再加上组织内部的负压，就能将血液慢慢地引领到组织中。这个设计有点像都市中自来水的供应。全市公用的供水水塔，可能不够高，于是各超高大厦都会安装马达将自来水由底楼打到顶楼的水塔中去，然后在屋顶利用静压使水流到各个用户的水龙头中去。大厦的马达将自来水由低处打往高处去之后，用户与顶楼水塔之间就产生了一个新的压力差，就像组织中产生的负压一样，将液体推到用户的水龙头里去。所以在组织中的血管，只要有开口，血液就会缓缓渗出来。

在血管壁上传输的振动，系以压力波的形式向末端传送的，而储存在血管壁中的势能是主要的能量，因为不是动能，动量就很小，所以没有方向性。因此即使我们做各种运动，甚至乘坐云霄飞车，也不

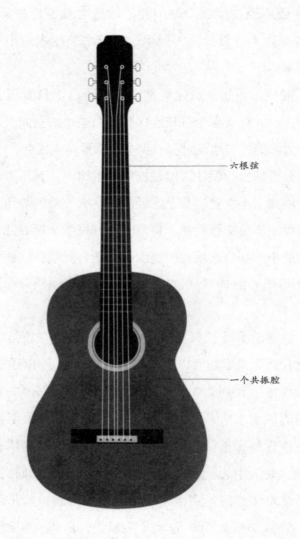

六根弦

一个共振腔

图 1.2　吉他只有一个共振腔，但有许多根弦，故有多组谐波
在同一共振腔混合并加强以形成和音。

会真正干扰血液压力波以势能的形式往远心端传送。因为不是利用动能，所以血液的流动速度很小，也就不怕血液的高黏滞性，能够在损失极小的状况下，向远心端输送。一个体重 60 千克的人，心脏的总输出功率不到 2 瓦，可是血液却能通过心脏行遍全身各个细胞。有了以上的说明，大家一定更能了解人体生理的奥妙和设计之精巧了。

为大家再整理一下，血液因心脏收缩从左心室中喷出来，一出来就撞上升主动脉的上沿，也就是在膻中穴的下面，于是就产生了血管壁的振动。因为血管有张力，就像吉他的弦一样，两头拉紧便有了张力，只要在弦上适当位置一敲，振动就能沿着相连的弦上下传动，更能传到共鸣箱，经由共振之作用，将声音集结起来，振动空气形成乐音。这个在升主动脉产生的振动也同样会向其相连的血管四散传动，而穴道与器官，就是一个个共鸣箱，经由共振，集结各个器官自己的共振频率。到此为止，循环系统与吉他等弦乐器还是很相像的。不同的是，循环系统的弦只有一个，并且很复杂，而共鸣箱却有许多个，它们分布在各器官、各经络中。循环系统的目的是为细胞输送血液，不是制造音乐，而这些分别在各经络、各器官集结的振动，就是用来推动血液进入该经络、该器官的动力。一旦血液被推入组织、器官的小血管，组织中的负压就会经由毛细管现象及虹吸现象，将血液缓缓地引导进入组织中。

这些在大血管、经络、器官中传送、集结的振动，就是中医所说的内气。我们可以练功来增加这种在身体内传播的血液压力波，练的这种功就是内功。

大、中血管连接到小血管中的开口是可以通过自己的意志去控制的，这种控制在生理上本是交感与副交感神经，也就是所谓自主神经所具备的能力，需要修炼才能学会，就像瑜伽或气功大师一样。一旦这些连接被中断了，这个沿着血管传送的压力波，就会因为没有用来输送血液而不断叠加，愈加愈大，于是这些共鸣箱也像吉他的共鸣箱一样，鼓动空气，制造声波。只是血液压力波的频率较低，是次声波，耳朵是听不到的，但是身体仍可察觉其存在。这个由身体内的共鸣箱集结后发散到体外的次声波，就是外气。一般的外气，以全身为共鸣箱者，最容易产生，这就是心跳的第九个谐波，即三焦经的共振频率，也就是将全身的真皮视为一个大共振箱所产生的。因为这个共振箱是包裹着全身的真皮，所以就形成了金钟罩、铁布衫的刀枪不入的假象。这种由血压波充满真皮造就的防护网，不怕刀砍，不怕拳打，只怕剑刺或刀拖（以刀横切）。道士登天梯（刀山）时，脚只能上下踩，不能左右磨，也是同样的道理。外气对身体的健康有害无益，如果用来炫耀，更是损人害己，若用来治病也是事倍功半。只是在练功过程中，即使是专练内功的人，也会不知不觉地就控制了开口，并产生外气。但要切记，不可乱用，更不要常用。如果只练外气，那是很危险的，这些能量，本是用来行血的，结果被引导到体外来浪费了，就会引发肾虚、失眠、内分泌失调等各种阴虚的症状。很多人自以为会飞，甚至由高楼跳下，这都是练外功到了走火入魔使然。

当脉诊仪初步开发完成时（1988年），我心中盘算第一个要观察的病是心血管堵塞。我当时的直觉认为，心为气血之主帅，一旦心脏供血不足，在脉象的表现上一定是十分强烈的，应该最容易观察。

临床测试进行了好几年之后，才发现最常见也是身体反应最强烈的脉象，竟然是感冒。经过与古书反复比较，不论是表现的症状及有效的验方，都指向相同的方向——感冒就是伤寒。

后来与中医师会诊也发现，即使以手指把脉，一样很容易辨认感冒，当时就有好几个中医师可以肯定地诊断感冒，而且说法与脉诊仪观察到的脉象有一致性。

病毒感染

第二章

感冒

感冒是最常见的疾病，不论多么健康的人，都免不了要感冒。身体较强健的人，其抵抗力（免疫力）也强，身体中能动员的余力也多，虽然也会得病，但不会病倒，更不会出现严重的症状。当然，也有例外，比如 1918 年在欧洲爆发的大流感，在传到美国后就造成了成千上万的人死亡。流感可以在极短的时间内盛行，而其死亡率不输给其他严重的传染病，危害非常大。

在中国早就有了对风寒的认识，先贤张仲景的旷世名著《伤寒论》，不仅给我们提供了症状上的描述文字，更提供了许多有效的方子。在中国漫长的历史中，有多次瘟疫流行的记载，但是各种流行性感冒却似乎没有大流行，也没造成大量人员死亡。

而今回想起来这并不让人意外，先贤张仲景能在二千多年前就写下旷世巨著《伤寒论》，这就表示我国对感冒的治疗已经累积了许多的知识和经验。脉学与中医相伴相随，并且一直引导着中医的成长。在中医典籍中，《内经》《难经》是基础，比较像一般生理学，而《伤寒论》则可说是第一部对特定疾病的专论。由此可以推论，感冒的脉象应该是最为明确也是最容易辨认的，这也说明伤寒病一定会引起身体激烈的抵抗，从而大大地改变血液的分配，这些都可以在血液脉波的变化上看出来。

我曾在台湾大学医学院甲状腺名医张天钧的门诊中测试甲状腺功能异常的病人的脉象。有趣的是，这些病人的脉象有很多与感冒的脉象一样。做了一段时间的测试之后，我十分困惑，为什么甲状腺功能异常的病人，与感冒患者有相同的脉象？这其中有什么关联？又有什么奥秘？我当时一直想不通，到了后来，又测试了一些肝炎病人，不论是乙型肝炎还是丙型肝炎，只要是由病毒感染引发的，都有相似的脉象。我这才恍然大悟，这些应是病毒感染的共同脉象。以后凡是遇到相似的脉象，我就会问受测者是否感冒，十拿九稳。但也有一些身体明显不好的人，也有这一类的脉象，却不知自己是否已被病毒感染。以此推论，甲状腺功能异常，可能也有许多是由病毒感染引起的，这又是另一个有趣的话题。

感冒病毒与人类的战争已经延续了几百万年，从有人类，或者应该说从有生命开始，生命就一直在与生命周围的各种病毒作战①。其实也不能说是作战，病毒一直想成为我们生命中的一部分，总是想要钻进我们的 DNA 中，参加我们的分化与生长。其实现代的基因工程，也在做相同的事，我们利用转基因技术改造了大豆，改造了稻米，甚至希望修补病人遗传基因上的缺陷。这个有生命与无生命之间的产物与人类相生也相克。病毒杀死了很多生命，但也在演化的过程中，成为了生命进化发展的强而有力的推手。

病毒的种类非常多，幸好我们有无所不能的免疫系统。我们每感染一次，我们的免疫系统都会记下病毒的形象，并迅速制造抗体将之猎杀。所以病毒的杀伤力，多局限在我们第一次被感染之际。因为身体免疫系统第一次察觉这个可怕又可敬的对手时，往往需要一点时间来确认。这个空当，就成了病毒大肆猎杀细胞，甚至夺人性命的空窗

① 病毒只有 DNA 或 RNA（它不可能同时含 DNA 和 RNA），及保护外套，不能自行生长及生殖，但能寄生在细胞中，造成细胞突变，或占据细胞帮助自己生殖，甚至杀死细胞。

期。病毒有成千上万种，但大都对人类无大害，即使感染了，也没什么感觉。针对一些在感染后就有严重症状的病毒，我们就开发了疫苗，先让免疫系统在无害的前提下认识这种病毒，免疫系统一旦记下了这个"通缉犯"，下次一遇到，就能将它迅速"逮捕"。可是有些病毒精通"整容"及"化装术"，不到几年就变个样子，我们的免疫系统又要重新认识它，这也导致病毒与我们的"战争"无休无止。

病毒与我们的"战争"已打了几百万年，它们能在不知不觉中，就潜入我们的身体中来。

不论病毒或细菌，都有它最喜欢的生存环境。细菌可分为喜氧的和厌氧的，喜氧的喜欢在空气流通的地方生长，例如皮肤表面、呼吸道的表面；而厌氧的就反过来，喜欢往组织里面躲。而且细菌有生化感测器，可以辨别周遭的环境，肠炎的细菌到了肠子里，就会利用自身的鞭毛让自己停留下来。病毒也有相同的习性，总要在找到适合生存的组织后才会安居下来。

由我们长期脉诊的观察可知，最早能辨认病毒感染的脉象，是突然间第三、第六、第九谐波的能量同时变小了。第三谐波是脾经的共振频率，第九谐波是三焦经的共振频率，而第六谐波是胆经的共振频率。这个变小的程度，与你原有的强度有关，但是不论你原来的三、六、九谐波的能量有多强，病毒一旦入侵，这三个谐波的能量一定会大幅下降。

在循环上，第三谐波是脾经，也就是卫气的根源，三、六、九谐波相互之间既有谐波的关系，又有相生的关系，所以一旦脾经的能量下降，胆经及三焦经的能量也会同时跟着下降。胆经的能量是上到头部的主要能量，肝则主筋，而肝胆又互为表里，所以胆经的能量下降，就会造成筋骨酸痛、头发晕的症状。第九谐波是全身腠里之气，一旦泄了气，就会有全身被掏空了、四肢无力的感觉。

病毒首先攻击的是我们的防御系统，它试图将我们的卫气也就是抵抗力先压制住。因为这个压制作用，我们胆经的能量就会跟着下降，于是就会觉得头昏沉，全身酸痛。三焦经的能量也会跟着下降，于是就会觉得全身被掏空了，轻飘飘的。

病毒是如何抑制抵抗力的，我们还没找到其缘由。即使是这个抑制抵抗力的想法，也是通过长期脉诊观察之后才提出来的。这个想法很符合病理的进展：病毒最怕抗体，因为抗体就是最强大的抵抗力大军。一次有效的突袭总有几个要素，包括一定要骗过第一道防线，并阻挠增援大军。而抑制脾经能量，降低脾经供血，进而延迟身体的自卫反应，让病毒趁此空当迅速繁殖，并且传染给下一个寄主，这是长期与人类作殊死战而仍能胜出的病毒的基本功。

人类在遭此巨变时的第一个反应，就是调度"重兵"，捍卫中枢。我们的内脏是一切生理功能的基础，这些重要器官也是大家耳熟能详的，以心、肝等为主。这些器官就在中焦，都在肺脏的附近，也就是第四谐波所流灌的区域。

❧ 膀胱经的重要性

膀胱经之所在以身体的背部为主，延伸到后脑。膀胱经包含许多俞穴：肝俞、心俞、肾俞……所有脏器的俞穴都在膀胱经上。著名中医黄民德先生在针灸治病时，特别重视膀胱经，我曾与他会诊，讨论了很多。后来我在研究循环理论时，有了些新的想法。

主动脉是输送共振波的管道，也是参加共振的元件，所以主动脉中，每个环节都在变粗变细地振动，将血液由与振动垂直的方向往远心端传达下去。每个器官都是由许多动脉以复杂的结构组成的，其共同点是都成网状，而且是一圈又一圈的。这个结构有点像消波块，把血流的动量消耗了，但保留了血压。器官与主动脉多以接近九十度的血管相连。这个接近直角的连接，让压力可以很容易地传入通往器官的血管，但是原来在主动脉中流动的血液，却不会将许多动量分流到器官的血管中去。如此之设计在控制器官中的血流量的程序上，就简化了很多。身体只要监测几个关键点的血压，就可以控管进入器官的血量，而不需要精确地掌握随时随地千变万化的血流量。

即使是这个提纲挈领的设计，要控管流入器官的血流仍是个非常巨大的工程，需要大量的计算。所以交感与副交感神经节就各自生长在其掌管的器官附近，就近收集各器官的资料，并掌控器官内各动脉的松紧及弹性等参数，以便给器官提供充分的氧气及养分，同时还带走由器官排出的二氧化碳及废料。而膀胱经上的俞穴，就是运送血液给这些交感及副交感神经节的转送站。膀胱经的穴道掌管了这些交感及副交感神经节的供血，而交感神经节及副交感神经节又掌管了器官的供血。黄民德先生凭借自己的临床经验认为，膀胱经是内脏健康的枢纽。我们经过多年的研究、思考，终于有了一些思路，也以此心得告慰老友在天之灵。

☞ 对抗伤寒之生理反应

当人体受到病毒感染，自身免疫力受到压制时，这在脉象上来看，就是脾经（三）、胆经（六）、三焦经（九）的能量都大幅降低。身体为了自救，就把"重兵"（血液）调回中焦的膀胱经（七），以保护最重要的内脏，尤其是心、肺两脏。其实感染病毒时，身体的反应与应对休克是有些相像的。当身体大量失血时，循环系统会关闭对手脚、消化系统等次要组织的供血，只维持心、肺、脑干等重要组织和器官的基本功能。而对抗伤寒则是比较温和的调整，可视为轻度的休克，血液也以维护心肺等重要器官为主，其他的功能，就以最低血液供给维持着。当人体受到急性病毒感染时，其自身的免疫力就会被抑制，如果变成慢性而长期的感染，则可能并发甲状腺功能障碍、肝炎，甚至糖尿病、阿尔茨海默病等更严重而难以恢复的慢性病。

这种病人的脉象，就会一直停留在脾经、胆经、三焦经能量不足的状态，要由肺经及膀胱经能量来补救，最后变成虚火的状态。这种病人为数不少，他们总是有气无力地活着，但目前的医学检查也查不出什么大病。久而久之，难免会有糖尿病、阿尔茨海默病等慢性病上身，甚至引起过劳死。

张仲景建议在伤寒发作的初期，用桂枝或葛根等为主治药材，这是非常符合现代医学知识的。口腔、鼻腔、咽喉都有很多的淋巴腺体，这是我们上呼吸道的第一重防线。当病毒通过呼吸道进入身体时，我们的身体可直接加强口鼻咽喉的"驻军"，也就是上焦胃经与大肠经的送血能力，以增强驻守此地的第一线"守军"。但不应立刻加强免疫力，这与严重急性呼吸综合征（SARS）的治疗是相似的，不能立刻用增强免疫力的药物。因为此时病毒量还不多，也只着陆于口、鼻腔，如果直接加强免疫力，容易产生自体免疫的副作用。我们的抗体系统，没能明确地辨别来犯的病毒，反而会乱打一通以致损伤自己。

但到了感染中期，或已变成慢性感染，病毒数量已多，且长驻不去，那么补中焦脾经的药方就是最好的选择了。许多慢性感染的病人，也应好好调治，将病毒赶出去，否则不只是会整天有气无力，也会诱发各种更严重的慢性病。

☞ 疫苗是最伟大的发明

防治病毒最有效的方法，就是疫苗。不论是预防，还是治疗，疫苗对病毒感染都是最有效的。这是人类公共卫生史上最伟大的发明，能与此相提并论的，恐怕只有自来水，或许排污水系统也勉强算一个。

疫苗，亦即俗称的预防针，就是利用身体可以辨认自己的组织成分并消灭外来组织成分的能力预防疾病，而且这种能力有记忆。在病毒或细菌没有传染到体内之前，让免疫系统在去除或减少病原的毒性的情况下，先行认识这个可怕的敌人。当去活性也去毒性的病原注射到身体中之后，免疫系统大约要花两个星期来认识这个"不速之客"，并将之中和，移除。一旦免疫系统认识了这个"不速之客"，等这个"不速之客"下次再来造访时，免疫系统可以立即启动已经动员演习过的"常备军"，直接投入战阵，这位"不速之客"就再也没有机会长驱直入甚至长住不走了。

如果慢性病在脉象上可以明显看到三、六、九谐波的脉象是虚的，而四、七谐波有虚火，这就表示人体自身的免疫力被病毒压制了。这种病患，不知道是何种病毒使其患病，也就不知用何种疫苗来防治。在这种情况下可试用增强免疫力的药物，并多做补气的运动，这样常有出乎意料的效果。一旦虚的脉象消失，虚火便也不再存在了，体力、精神都会明显好转，人体也就可以再次恢复原有的健康状态了。

病毒之可怕除了其本身造成直接症状之外，还在于其可以压制免疫力，降低血液之流动速度，进而引起各种并发症。许多慢性病人的死亡，感冒常是压死骆驼的最后一根稻草。

高血压的辨证论治

第三章

～ 高血压

高血压是现代最流行的慢性病。危险因子中的"三高",指的就是高血糖、高血脂与高血压。高血糖会提高血液的黏滞性。我们曾做过这样的实验,在一百毫升的水中加入两百五十毫克的葡萄糖,水的黏滞性就会上升到不容易流动的程度。血中的含糖量只要超过两百毫克(每一百毫升),就会造成血液黏滞性快速上升,其必然的结果就是在微循环中,血液无法顺畅地流动,造成组织缺氧、缺养分,进而使组织衰弱甚至坏死。

曾经有保险公司的研究部提出,为了减少糖尿病患者的并发症,就直接给他们吃阿司匹林(降低血液的凝结速率)及降血脂的药就好了,不必多花钱来测量血糖并控制血糖。表面上看起来这种说法是有道理的,因为糖尿病患者多并发高血压及血管硬化,而阿司匹林及降血脂的药正好可以预防这些并发症。

但从糖尿病并发高血压的缘由来看,并发高压血固然是血液的黏滞性太高造成的,但是这个由糖分升高而产生的黏滞性,却不是阿司匹林可以降低的。最近有英国学者研究发现,提供阿司匹林及降血脂的药,并不足以降低糖尿病的并发症发生概率。这打碎了保险公司希望以更廉价的方式降低糖尿病并发症发生概率的幻想。

这个例子让我们对高血压有了更深层的思考。在我以前的叙述中,我曾提出高血压是虚证而不是实证的观点,我认为高血压是血液流灌不足所致,但现在我对此又有了新的认识。

≋ 血液之分配与调控

在此，我们再仔细讨论一下循环系统，以进一步厘清高血压的成因。

人体的生理功能，是经过了数百万年演化的考验的，若有差错，在残酷的生存竞争也不能留存至今了。循环系统的设计，其目的系以最小的能量为人体的所有组织和器官提供氧气及养分，并带走这些组织和器官所产生的废料。这些废料包含二氧化碳及其他无用或有毒的人体代谢物。

输送液体最省力的方法就是利用静压，人类伟大的发明——自来水，就是利用了这个原理。在循环系统中，先以共振的方式降低管道中的阻力，然后将血液压到比心脏更高的头部去，然后在微循环中，加入渗透压的吸力，将血液虹吸进入组织。

当有重要器官氧气不足时（养分不足是可以稍微忍耐的，但氧气不足不行，我们可以一天不吃饭，却不能十分钟不呼吸），会经由神经系统通知中枢。如果由你设计这个控制程序，你要如何处置？

"一定要提高氧气的供应！"不能任由细胞失能，甚至死亡。

但要如何增加氧气供应呢？一是提高血液中的含氧量，二是增加到该器官的血流量，最好是二者同时进行。

当我们到了氧气含量较低的地方，例如海拔较高的高原地区，右心室就会加速跳动，以增加到肺里的参加氧气交换的血液。换言之，就是在肺循环中产生了高血压。右心室不好的人，一到了空气不好的地方，便会觉得不舒服，就是因为其右心室已经超载。

同理，如果重要器官氧气不足，那就是左心室要加压了。一旦左心室加压而用力跳动，就必定会让血压升高，以达到多送氧气的目的。如果只是一个器官有问题，其所需氧气不足，便可只升高到那个器官去的血压。但这又要如何做到呢？

我们研究发现，循环系统的微妙控制，可以分别增加各个不同谐波的能力，这应是心脏本身的调控——心脏之内有几十个神经节，可以做出各种细微的调整，加上周边的调控，就可以把通往微循环的小动脉开口打开。

一般而言，膀胱经上的神经节应是控制这个器官周边调控的枢纽，它不仅能将血液由主动脉引向器官，也能将动脉开口打开，以增加流灌至器官的血液。但是这个开口不能无限打开，因为一旦血压在此器官不能维持其共振特性，那么进入这个器官的共振压力波也就不能维持其振幅了，更进一步就会降低流入这个器官的血量。此时就只有靠心脏输出压力波波形的改变，来加强进入这个器官谐波的压力波能量。这是一个非常精细的调控系统，没有开关，没有分流阀，整个动脉系统是一个共振的复杂连通管，只靠着大小动脉的微调，及心脏对血压波波形的控管，就能掌管全身血液的动态分配，这是何等神奇！

高血压之可能成因

有了对血流控制的基本了解，我们就可以进一步探讨高血压可能的成因了。简单地说，高血压就是因为重要的组织和器官缺氧而导致的一种生理现象。这种缺氧状态已无法通过大小动脉的微调以及对心脏压出的血压波形的调整来进行改善，生理上只能以病态的方式（升高血压）来补救这个组织和器官的需求。升高血压其实是个两害相权取其轻的做法。因为肾脏缺氧会导致肾衰竭，所以调控枢纽只好提高肾脏的分压，同时改善肾内血管的共振，打开进入肾脏的动脉开口。

如果这些补救措施仍不能奏效，调控枢纽就只好将血压升高了。因为血压不升高，就会导致肾脏坏死，更可能危及生命；然而血压升高之后，虽可解燃"肾"之急，但是血管被胀大了，组织受到高血压的挤压，使心脏负载变大，就会诱发血管硬化、组织硬化、心脏肥大，进而导致血管破裂、脑充血、器官充血、心脏衰竭……

高血压的病因并不明确，但我认为大脑缺氧是一个重要的原因。大脑是人体中离心脏很远同时位置又最高的重要器官，且因为与身体仅以细细的、可以转动的脖子相连，血液的输送难免会受到重重困阻。大脑又是记忆、思考的中心，一旦工作起来，便需要消耗大量的氧气。我们的观察及分析发现，大脑缺氧可能是老化及许多慢性病的共同起源，像失眠、阿尔茨海默病、高血压、脑卒中等都可能源于大脑缺氧。

引起高血压的另一个同样重要的原因，是肺功能不良造成的交换氧气能力不足。这个缺陷应该可以通过测量血中氧含量来诊断。可惜的是，目前还没有简单、可靠的血中氧含量的测量仪器，坊间流行的血氧浓度计，常常用在加护病房，且只能测量血中氧气浓度的重大变化，并不能测量血中氧气的绝对浓度。所以血氧浓度计只能在加护病房中观察血氧之急速下降，以作为生命危急之指标。

当肺功能不良时，血液供应虽然没有问题，但是血中的氧气浓度却不高，在血液含氧量不足的情形下，人体机能只好以增加供血量来进行补救。就如市场销售一样，产品单价不高，就用增加销售数量来补救，以提高实际的总收入。

肺功能不良产生的高血压，比较倾向于舒张压上升。因为这种氧气含量不足是全身性的，血液中的氧气含量不足，所以身体的每个器官、组织的血液需求量就都要增加。简单的做法便是将舒张压提高，如此一来，所有动脉的开口处都会有较大的静压，血液的流动就会增强。这种状况在生理上也有两个可能：一是肺脏的氧气交换功能不彰；二是右心室不够健康，没有能力输送足够的血液进入肺脏去做氧气交换，这种人在空气流通不好的环境，会特别不舒服。

西方在传统的高血压研究中，一直以血管硬化为主轴，认为血压之上升，是血流流过血管时产生的。当血管因为硬化而使内部阻力增加时，血压也就跟着上升了。直到近十年来，才开始有人提出，高血压也会引起血管硬化。所以到底是高血压引起了血管硬化，还是血管硬化引起了高血压，大家莫衷一是，这个问题也变成了一个新的研究课题。

最有趣的是，近十年来，研究高血压患者的血压波形变化成了热门的课题，数以百计的论文，开始讨论脉波的波形，这是二十年前我们开始研究脉诊时所不能想象的。

⋙ 增强指数

西方心血管系统的专家发现，在高血压患者的脉波图形中，在最高点的后面，有一个突出的波，这个波在正常血压的控制组里是很少见的。这个突出的波，他们将其定义为增强指数，并试图通过一些方法将此指数量化。这些量化方法，与台湾地区在二三十年前许多对中医脉诊的研究所用的方法相似，即多以二次求导、三次求导来分析波形，以定义脉波的量化参数。

最近有一个更重大的发现登载在《柳叶刀》[①]上，该文作者用一个感

---

① 《柳叶刀》(*Lancet*)是爱思唯尔(Elsevier)出版公司出版的世界权威医学杂志。——编者注

应器放在手腕的桡动脉处，与二三十年前台湾地区常用的传统脉诊仪一样，量得血液压力波后，分析增强指数。该作者以高血压患者为对象，给同一个人吃不同的降血压药，有趣的是，能够降低主动脉中血压的药物，也就是能降低高血压造成心血管意外之风险的药物，同时也能降低血压波波形中的增强指数。这真是令人吃惊更觉意外的发现。为了研究心血管疾病药物，现代的医学研究机构花了数十亿美金，动员了数千甚至数万人参与临床测试，其结果竟与中国之传统中医脉诊是一样的。其实我们只须观察少数高血压病人吃药后其脉波的变化，就可以鉴定其药效了。

这里我再回顾一下这个发现的来龙去脉。

血压的测量已是体检的最基本项目，这个项目已有数十年的历史，而高血压是导致心血管疾病的元凶，也是大家都已接受的常识。可是总有些例外，如血压虽高但非常健康，或是血压不高却得了脑卒中、心脏病。

传统量血压都是在手臂上端测量的，出现那些例外是测血压的位置不对吗？还是血压计用错了？现代的血压计愈做愈好，可是这些例外却愈来愈多。专家们就想到可能是量血压时的姿势有问题：是坐着较好，还是躺着较好？手臂是自然下垂，还是平放，还是与心脏一样高？这些量法虽然有些差异，但都不足以解释这一问题。

最近有人发现，在手臂或手腕处量到的血压，与主动脉中量到的血压并不一样。这又成了一个热门研究课题。许多科学家研究主动脉脉波之谐波组成，并将其与手腕桡动脉的脉波波形相比，发现其间有一定的规律。他们把这个规律叫作转换函数，认为在手臂或手腕处量血压时应同时量波形，然后将这个波形依照转换函数，将主动脉中的波形重组出来；再由这个波形来推断主动脉中之舒张压及收缩压，最后依照定好的标准来诊断这人是否患有高血压。这个研究的主要发现是，当手臂血压波形与主动脉血压波形比较时，第四谐波的振幅被放大了很多，而相邻的第三与第五谐波也有些放大。所以重组主动脉血压波时，应将第四谐波振幅降低后，再重组其波形，如此就可推断出主动脉中正确的舒张压及收缩压。这个方法在假性高血压上的应用特别好。这种假性高血压常发生在年轻男性身上，在其手臂处测量血压时，可以明显看到血压偏高，但在中枢主动脉中测量时，其血压却很正常。这种人通常身体是很健康的。换言之，测量这种年轻人的血压时，在其手腕处量得的血压波，其中的第四谐波比重很大，所以在手臂量血压时，就产生了假性的高血压，但其实他们比一般人更健康。

通过对血压波形的研究，很多学者也发现，在收缩压出现的时间和位置，也就是血压脉波的最高点出现的时间点与下一个时间点的波谷，如果不是急速而平顺地下降，反而会凸起来，似乎就是高血压的特征，而这个凸起来的形状，就被换算为增强指数。

如果你去找最近的血液动力学的研究资料，就会发现转换函数与增强指数几乎成了中心词。以往一切唯流量是问的血液动力学，如今也走上了传统中医的脉诊之路。

☞ 中医对高血压的看法

在中医里对高血压也有些描述。一般而言，坊间中医师认为高血压是肝火旺、肝阳上亢所致，所以多以降肝火的药方来进行治疗。这些年来，这一治法耽误了很多病人。这也是我写这部分的动机之一。高血压的病人在台湾地区六十岁以上的人中占了快一半，而西药一吃就不能停，需要终生服药。

由高血压的波形来看，它的确很像肝火旺的波形，增强指数正巧就在脉波图的高峰后面，只是多出了一个凸出的波形。

当我们仔细分析五十余位高血压患者的情况时，通过与五十余位没有高血压的对照组比较，发现这个凸出波的出现主要是由于第四谐波太小，而第四谐波就是肺经，也是中焦的共振频率。这个发现比肝阳上亢造成高血压的理论合理多了。

肺是氧气交换的器官。如果肺气不足，就会造成肺功能不好；肺功能不好，则会导致血中氧气含量不够。身体各器官也都会因此缺氧，从而加大对血液的需求，心脏也就不得不加强跳动，以增加血压来补足器官之需求，以免器官功能失调，高血压就此产生。这种高血压很可能就是现代医学找不到原因而统称"原发性"高血压的主要成因。

我们也发现了另一个参数，那就是第零谐波的数据。这个参数代表的是心脏实际所做的功，这个功愈大，表示血管与组织中的血流阻力愈大。这个现象与血管硬化、组织硬化，甚至局部外伤，都可能有密切的关联性。

以上所说的指标涵盖了八成以上高血压产生的原因，但是仍不能包含全部高血压的成因。

肺气不足，中焦气不足，是高血压的主要原因，这与中医以往的认知有何不同呢？

≈ 高血压的辨证论治

肺属金，肝属木，而金克木。当肺气不足时，就是金不足，则金不克木，所以肝火旺。从这个角度说高血压是肝火旺造成的，好像也不算错。我们先讨论一下，肺虚时，金不克木的生理意义是什么。

肺虚→血液中氧含量不足→器官及组织中缺氧→组织中代谢不能完全→有毒物质不能完全分解→毒物必须由肝脏来协助处理→肝脏处血流量增加→肝火旺。

因肺虚而金不克木，最终会造成肝火旺是与生理学相符的。我们做过服用普拿疼及饮酒的实验，就发现了为了分解普拿疼或酒精，肝的共振频率，即第一谐波的能量会增加，这也就是我们所说的肝火旺。

所以中医认为高血压是由肝火旺造成的，表面看来似乎也不算太错，但在实际治疗中用降肝火的中药，就大错特错了！

我们来仔细检视一下，血压高是因为血液中含氧量不足，所以只能增加供血量来补救，因而需要升高血压。所以血中缺氧是因，而高血压是果。

肝火旺是由于组织中缺氧，代谢不全，以致产生有毒物质，需要肝来解毒。所以肝火旺，是果中之果，并不是因，就像我们老了，头发会白，牙齿会掉。难道把头发染黑，或装上假牙，就能返老还童吗？染头发、装假牙可让人外表年轻，但无法还我青春！因为白发、掉牙，都是老化的结果，不是老化的原因。

用降肝火的方法来治高血压，这是目前中医师最普遍的治疗方法，对身体其实是大有伤害的。肝火是为了解毒而上升的，若不去除毒物，只降肝火，还不如锯箭法（把体外的箭杆部分锯掉）。现在不仅未把体外的箭杆部分锯掉，还把留在身体内的箭头及可能的毒，甚至留在体外的箭杆都推到身体里去了，这是推箭入体法。高血压之成因最大的一项，是肺虚，所以不论是用药、练功、运动，都应以补肺、补中、练中焦之气为目标。

　　这个补肺、补中的治疗方案，没有任何副作用，即使高血压系由血管及组织硬化，或是其他未知的成因造成的，增加肺气，提高血中含氧量，也都是有益无害的。

　　但是降肝火，不仅不能提高血中之氧含量，反而会因为降低了肝脏的解毒功能，会加速体内毒素的堆积，等于加快了组织中毒死亡的速度，进一步使健康恶化，比没有治疗更糟。推箭入体法把体外箭杆部分也推进身体里去了，原先在体内的箭头当然就会伤害到更多的内脏了。

　　祖师爷要我们辨证论治，因为不论什么病，都有其成因及演变或恶化的过程。如果只看表象，发现肝火大，就降肝火，反而会使病情更加严重。

　　这个肝火不是实火，而是肺虚诱发的肝火，是虚火。其实在感冒时，心、肺（第四、七谐波）的能量增加，也是虚火，是不能降的，因为病毒压制了气脉（第三、六、九谐波），身体正在保护中枢以自救，其产生的就是标准的虚火。我们看脉诊仪看了二十余年，很少看到实火的例子。也许假性高血压就是肺脉太强的结果，算是一个实火的例子。因为第四谐波的能量很强，所以在手臂动脉量血压时，测得的血压反而会比主动脉的更高。这种人的肺功能比一般人的更好，是不必治疗的，这就是肺的实火。实火大都不是病，但要分辨实火、虚火，不仅要了解相生相克的规则，还要了解在相生相克的规则之下，其所根据之生理基础，如此才不会误判。

　　借由增强指数的研究，一些学者发现，有些降血压的药物，像阿替洛尔，对降低增强指数的效应并不大。不久又发现，这种药物可以降低手臂上的血压，但对体内主动脉的血压却没有多少降压的效果。这些学者也发现，愈能降低增强指数的药物对于心血管疾病的并发症，如脑卒中、心脏病、肾衰竭等的预防效果愈好。这是个重要的发现，可是这些学者却只知其然，而不知其所以然。我们根据气的原理和脉诊结果可以推论，增强指数越大，肺就越虚，血中氧气含量也就越少。这是真正的病因。不管是什么药物，只要可以增强肺气，也就是降低增强指数，就可以提升组织中的氧气含量，从而改善高血压的状态。

卡托普利是血管紧张素转化酶抑制剂，也是周边血管的扩张剂，对降低增强指数非常有效。看到这种药物所呈现的数据，我们非常兴奋，因为中医认为肺主皮毛，换言之，也就是与入肺的血管与周边的血管有关。这个关联，可能就说明肺及皮肤的循环都与第四谐波相关。我们进一步分析发现，这个西药不仅降低了增强指数，也增加了第四谐波的能量，提供了肺主皮毛的佐证。由此看来，不论中医、西医，能治病救人的就是好医，不论中药、西药，能治病救人的就是好药。大家应当放弃成见，一切以治病救人为目标，这一定是未来发展的方向。

第四章 气血共振原理

↢ 血液流灌的方式

要更深入地了解高血压，就必须要进一步了解血液在身体中流灌的每个细节。压力波先传送至小动脉，这个压力波再协同微血管中的负压，将血液吸到组织中去。这个现象我们在前面已经介绍过。

这里我们要进一步探讨压力波是如何从心脏送往小动脉的。

身体的血液输送系统与农田的灌溉系统或树木的水分输送系统很不相同：农田灌溉，像自来水一样，分流又分流，输送的力量则只有水的静压，是利用了水往低处流的特性；而在树木生长过程中，树枝利用树叶散发蒸气产生负压，再将水分由树根吸到树叶上来。这些都是依靠静压，也就是直流压力的系统来达到目的的，其结构都是一再分叉，以达到分散分布的效果。

可是身体的血液输送系统主要依靠的是压力波。压力波是一种波动，而非静压，这种波动存在于身体的每一个部位，也就是舒张压及收缩压会传递到身体的每个角落。这个传送压力波的系统有一个奇特的结构，虽然一开始，这些血管也分叉，但快到末端时，这些分叉又联结在一起，形成一个个、一层层的回圈，有点像轮胎的结构。

20世纪50年代，有些学者提出驻波的理论，认为血液压力波由前进波与反射波形成驻波，而心脏就一直在维持着这个驻波，从而达到输送血压波的目的。这好像是个好想法，不过却有个严重的缺点，即要形成驻波，反射波一定要很大、很强，而且波在血管中的消耗必须很小，否则驻波也不能维持。

在随后的十年时间里，另外一些学者根据这个理论进行实验，但却始终无法测量到强大的反射波。心脏端升主动脉的一个大回转，让反射波消失无踪，波动不能在主动脉中来回反射，就不可能有驻波的形成。于是这个驻波理论就无疾而终了，但是反射波的想法，却一直主导着直到今天的血液循环理论。

∅ 停留解波与驻波

有没有这样一种波，它既不会随着时间向前进，同时它也不是由反射波所产生的。当我们特别注意到这个一圈圈、一层层的回圈结构时，总是猜不透这些层层相叠的回圈结构到底有什么作用。

我们也进一步想到，如果不是为了产生驻波，反射就是有百害而无一利的设计，因为它大大降低了输送的功率，实在想不透为什么生物在演化、生存竞争亿万年之后，会留下如此无效率的设计。可是心脏又凭借只有一点几瓦的功率，将血液送往全身各处，这明确地告诉我们血液循环系统是个拥有极高效率的设计。

由波动的特性来看，要避免在导管末端反射，需要很精巧的设计。在电磁波中，不论是电线或光纤，我们在末端都要加四分之一波长的干涉装置，让反射波与前进波产生破坏性干涉，从而将反射波消除。这种设计，我们需要先计算波长，再设计四分之一波长之干涉元件，然后将其安排在正确的位置，才能达成使命。

血液压力波中混合了各种波长，要如何设计一个干涉元件消除所有的反射波呢？

以这个回圈的末端当作边界条件，可由径向共振方程式解出停留

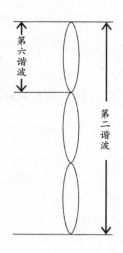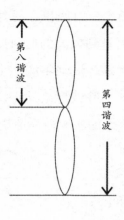

图 4.1

解，此解可以表示驻波。也因为血管之结构在手脚上是由多组循环组成的，这个循环系统的停留解又稳定地处在共振之波腹的位置，在人体中可以相应地指向器官与主动脉。在主动脉上，器官稳定地处在共振之波腹的位置，有助于停留波之发生，即使由回圈底部（波腹）波源往回转送之回传波不够大，不能产生驻波形式之共振，但这种回传波也能使各谐波在固定位置停留。

由手上有两组相连的回圈来看，如果把两组一起看，其共振为第四谐波，如果将其看作两个单个回圈其共振则为第八谐波。在这个基本架构上加入一些外加的回圈，就能对第八谐波波长做些小修改进而产生第九、十谐波。脚上的血管为三个回圈，将三个回圈看作一个共振单位就是第二谐波，将单个回圈看作一个共振单位，则是第六谐波。在这个基本架构上再做些外加回圈，就能产生第五谐波及第七谐波。这些器官及重重相叠的回圈，能将各个谐波之波腹稳定在相对的位置，因而不靠强烈之回传波，也能将此停留解（驻波）稳住。

◢ 回圈的奥妙

从解剖的角度来看，大血管系统是没有末端的，"如环之无端"，大血管系统以一个一个的环状结构相连，"环环相扣"。在环之外，大都是与环垂直连接的小动脉，这些小动脉再逐渐以树枝状的结构来进行血液的最后输送。

血液循环系统输送血液，比自来水系统或农田灌溉系统送水精巧多了。不过延伸到了环环相连之外，循环系统与自来水系统或灌溉系统的差异就不大了。除了依靠静压，循环系统还有个制造出来的负压。在组织中，氧气进入细胞，二氧化碳溶解于红细胞之四周并被带走，如此造成一个负压，通过虹吸将血液吸进来。

当然这个微循环部分，仍有些精巧的设计，例如负压依氧气之消耗及二氧化碳被带走的速率而改变，同时小动脉的开口也因需要而调整，通过对这些现象的研究，在近年来也产生了许多学术研究报告。

在循环系统中，真正神奇的部分是，在心脏直到所有环状结构为止的血管都是大动脉，而小动脉及毛细血管与自来水水管区别不太，其供应系统也差异不大，只是更精巧些。

这些环状的圈圈究竟有何大作用呢？要了解循环系统的超高效率，就必须在这个特殊的"环环相扣"上找答案。

◢ 肺循环是迷你版的体循环吗

在循环系统中储存的能量，绝大部分都是使血管膨胀起来的势能，而血液实际流动所占的动能是非常少的，应在百分之一左右，甚至更少。

整个循环系统中流量较大的是肺循环，也就是由右心室通到肺部去交换氧气的分支循环。20世纪70年代的科学家，常常认为这个从右心室到肺叶去的系统可视为体循环的迷你版，所以很多的研究就以此为模型，认为可以简化许多器官以及联结处的干扰。

但从解剖的视野来看，肺循环是没有回圈的，肺循环只有树枝状的分叉，一分再分，分了十八九次，使肺整个都浸润在血液中。右心室的血压是零至三十毫米汞柱①，没有舒张压，而压力的变化也只有二十几毫米汞柱；体循环有舒张压，而且大到七八十毫米汞柱，其中存在的波动是八十至一百二十毫米汞柱，波动振幅为四十毫米汞柱，为肺循环的一倍多。

肺脏就在心脏的旁边，相互之间没有很大的高度差，不论是坐着或站着，要克服地心引力的障碍都不大。在这里不存在长距离的输送，而肺脏又是人体内表面积最大的脏器，故肺脏的血管一定要大量分叉，才能浸润这一大片肺泡。

由此可知，肺循环与体循环负责的是截然不同的任务。肺循环是在短距离，将血液做最大面积或最大体积的输送，这个功能其实是循环之外的微循环的任务。所以这里是将压力转换为流量的地方。

在肺循环中不再有舒张压，舒张压会阻碍血液的运行。肺循环中的收缩压有三十余毫米汞柱，可以完全转换成血液流动的动力。因为不需将血液送往远处，同时肺脏本身的体积又需要大量输血，肺循环就只能一再分叉，快速增加分支，以完成输血任务。如果此处再有舒张压，那么右心室一定要做更多的功来克服这个舒张压，才能将血液由右心室挤到肺动脉去。

---

① 1毫米汞柱约等于133帕斯卡。——编者注

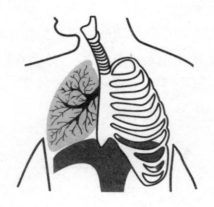

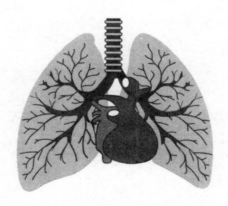

图 4.2 肺循环之解剖结构

肺循环将血液迅速分散到肺脏的功能很像汽车的化油器。汽车的化油器将油化为碎粒，以利于与空气混合，以求完全燃烧。肺脏中的循环，将血液分散至肺泡，以与空气混合，从而达到交换氧气的目的。

在肺循环中也有类似的小血管，其流出管道在末端突然缩小然后再变大。此小段血管的前面及后面的血管体积都比较大，这个紧缩段就形成了喷嘴，将血液像小水滴般喷出去。这个设计增强了血液扩散的效果，也避免了血管分太多分叉，同时也减少了肺循环的流量，进而使肺循环的流量与体循环的流量匹配。

表 4.1 估计之成人肺动脉尺寸

阶	分支数	直径（mm）	长度（mm）	总面积（cm^2）	总容积（ml）
17	1.000	30.000	90.50	7.07	63.97
16	3.000	14.830	32.00	5.18	16.58
15	8.000	8.060	10.90	4.08	4.45
14	2.000×10	5.820	20.70	5.32	11.01
13	6.600×10	3.650	17.90	6.91	12.36
12	2.030×10^2	2.090	10.50	6.96	7.31
11	6.750×10^2	1.330	6.60	9.38	6.19
10	2.290×10^3	0.850	4.69	12.99	6.09
9	6.062×10^3	0.525	3.16	13.12	4.15
8	1.877×10^4	0.351	2.10	18.16	3.81
7	5.809×10^4	0.224	1.38	22.89	3.16
6	1.798×10^5	0.138	0.91	26.89	2.45
5	5.672×10^5	0.086	0.65	32.95	2.14
4	1.789×10^6	0.054	0.44	40.97	1.80
3	5.641×10^6	0.034	0.29	51.21	1.49
2	2.028×10^7	0.021	0.20	70.24	1.40
1	7.292×10^7	0.013	0.13	96.79	1.26

在第15阶，长度变小，总面积收缩，总容积也收缩，造成喷嘴效应，也使肺动脉血液流速降低，血液流量减少，从而与体循环血液流量相匹配。

　　即使在这个以扩散送血为主任务的肺循环中，血管壁上储存的势能，仍占到了百分之九十七以上，而血液中的动能却只占了百分之二左右。血管越靠近肺泡端就越硬，动能的比重也就越大。如果整个肺循环不需要加速扩散，肺循环中的血管又设计了化油器般的喷嘴，那么整个肺循环中血液需要的膨胀势能应可降低，而动能比重也可与肺泡附近一样大量增加。

⤳ 体循环的设计

　　相对肺循环而言，体循环就是长途血液输送了。心脏在肺脏的中间，右心室的血一出心脏就流进了肺动脉，仅几厘米的距离，就到肺脏了。柔软的肺脏也兼具了心脏避震器的功能。心肺是紧密相连的，其相对位置也被肋骨牢牢地包围着，这也是以流量传送血液必要的结构——"固定结构"。

　　可是体循环就不同了，由心脏到脚底的回圈有一百五十厘米左右的距离，而且在这中间有许多可以运动、折叠的关节，这与肺部被肋骨固定不能转也不能折是完全不同的。

　　这条往下传输一百五十厘米、往上传输二十多厘米的主动脉，可不是近距离几厘米的输送。像血液如此黏稠的液体，其向前流动的摩擦力是随着血流速度而迅速变大的。

　　体循环在左心室的出口，有一个一百八十度的大转弯，这个大转弯连接向下输送的主动脉；而向上输送的主动脉，则在大转弯的中途分支出来，直接向上，这与肺循环，直直地由右心室流向肺脏是完全不同的。

　　另一个重大的不同点是，体循环有舒张压，肺循环则没有。体循环之血压变化可由八十毫米汞柱的舒张压，变到一百二十毫米汞柱的收缩压；而肺循环的血压则只有零毫米汞柱至三十毫米汞柱的变化。如果体循环也是依靠流量传送血液的，那么照着肺循环的设计就对了。若为了增加送血的距离，增加血压也是可行的。这就是人工心脏设计上的困难之处。

如果比照肺循环，那就要增加心脏射出血液的初速度。与肺循环的五厘米相比，体循环需要冲向一百多厘米之远处的末端，其流速要比现在肺循环的快几十倍。这还不是最困难的部分。我们知道，流量等于流速乘以主动脉的截面积。主动脉与肺动脉几乎一样宽，在流速增加了几十倍的情况下，那么主动脉的流量也会是肺动脉的几十倍。然而整个循环系统是一个连通的管路，在管路中，任何截面的总流量一定要守恒，否则有些地方就会因血太多而膨胀，也有些地方就会因血太少而使血管扁缩，这都是不能长时间维持的。

体循环如果依照肺循环来设计，第一个大难题是流速要大多少。因为不能增加总流量，所以要解决这个问题，只能用大流量短发射时间来解决。不巧的是，左心室射出血液的时间只比右心室稍短，而流速也只稍大一些。

在心脏的运作中，这个变化不过是前二分之一的时间流量变大，其流速也不过是稍稍增加，这与传送血液至一百五十厘米之远所需要增加几十倍的流速，好像还有很大的距离。人工心脏要模拟这个功能，难度更大，在一些新的设计中，有人总是试图发明新的泵以新的更强劲的动力来完成高流速、低流量的设计。

即便解决了第一个大难题，还有接下来舒张压的问题。心室中的血压放松时几乎为零，甚至为负，这样就可以将心房中的血吸收进来。心室充满血之后，就会强烈收缩，且心室血液充得愈满，收缩的力道

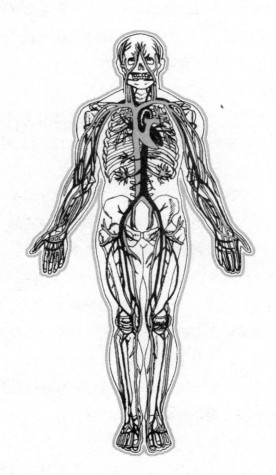

图 4.3　体循环之解剖结构

愈大，这就是有名的史大林法则（Starling's Law）。左心室挤出去的血液立即面对舒张压的封堵，左心室的血压需要八十毫米汞柱才能让血流进血管中。这个冲向高压血管并送血的过程，有点像将船逆流划上瀑布去。八十毫米汞柱的压力相当于一个一米多高的瀑布，心脏要把血逆向打上去。就流速而言，一艘逆向冲上瀑布的船，一定要有很大的速度，但是冲上去之后，速度换来高度，船是高了一米多，但是其速度一定会下降很多。

以流速送血的规划，似乎不合逻辑，因此人工心脏只好将舒张压尽量降低，以减少心脏所要做的功。舒张压对于以流量送血的设计而言，有百害而无一利，所以肺循环就没有舒张压。

就算勉强解决了第二个大难题，接下来要面对的还有升主动脉的大转弯，这个一百八十度的大转弯好像是专门来找碴的。这个大转弯把所有的动量，也就是原来向前冲的速度完全消掉了。在这个回转向下的过程中，动量会向柔软的升主动脉壁冲去，产生极大的膨胀震荡，就像我们向鼓的中心重重一击，产生最大下陷，然后反弹回来产生压力震波。这个压力震波系由鼓槌以高速度向鼓的中心最柔软的位置击下产生的最大的震波。在升主动脉中，这重重的一击，系由心脏高速射出的血液完成的。这些血液克服了阻挡在心脏开口处的舒张压，冲开心脏与主动脉中间的阀，然后冲向大转弯的升主动脉，并在管壁上重重一击，于是压力波就此产生。如果把升主动脉看成一个鼓面，那么舒张压——这个阻挡血液流出心脏的大阻碍就有其必要性了。鼓要打得响，鼓面一定得绷紧，舒张压就扮演了这个角色——把升主动脉绑紧，这样的鼓面才敲得出声音。大转弯加上舒张压将受击之处绷住，而此受击之处也正是动脉中最软的位置，与鼓面中心一样。冲出心脏的血液在此重重一击，就像打鼓一样，让鼓槌击下后弹回来。

在升主动脉的最上端，也就是在大转弯之前，部分血液就通过动脉分支，经过颈部，向上输送到头上的回圈中去了。这个由升主动脉上方分出来的向上转输血液的动脉，接在升主动脉截面中的顶端，是升主动脉全截面中流速最慢的部分。根据伯努利定理，其压力也是最大的。其实这就是长颈鹿能将血送到比心脏高了一米以上的头部的秘密。长颈鹿的收缩压虽然比一般哺乳类动物的高些，但也并没有高出太多。何况收缩压太高，也就意味着高血压，那就成为一种病态了。粗壮的升主动脉，一方面可以将血流的撞击力转换为向下传输的振动势能；另一方面，又可在主动脉的上升分支中，产生比收缩压更高的高血压。这既是长颈鹿能将血液输送到头顶的奥秘，也是高血压的病患最容易脑出血的原因。在升主动脉向上分支的位置，此处往头上传送的血压，尤其是收缩压，可以比心脏压出的血压高出许多。所以在手臂量血压时，常常低估了送往脑中枢的血压。目前大多数学者认为颈动脉，也就是由主动脉分支上来的动脉中的血压，较能代表有危险性的收缩压，以此来评估脑卒中的概率，是比较准确的，这也就是转换函数或增强指数会受重视并为人多加研究的主因。

一般短脖子的动物（只会左右转动但是不会转动过大的动物），如人类，其主动脉与头部的相对位置是比较固定的。长颈鹿可以把头放到比脚更低的位置，那么在地心引力的作用下，这种姿势岂不是会让长颈鹿出现脑出血？其实当长颈鹿把头由颈部往下压时，升主动脉中的上升动脉分支，就不再是两条直直向上的血管了，而是两条扭曲了的血管，且连带扭曲了升主动脉，也降低了这个分支的升压效率。如此一来，原来由升主动脉送到上升动脉分支会增加收缩压的条件，就全被破坏了。长颈鹿站立时，把头伸到脚下，也就不会出现脑出血了。

目前比较成功的左心室辅助器避开了因升主动脉而产生的各个难

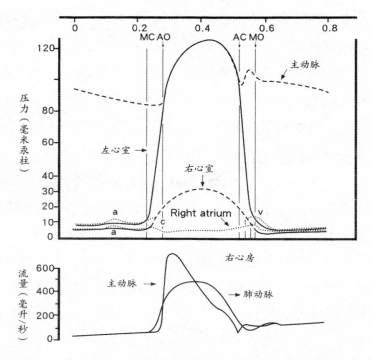

图 4.4 左右心室及主动脉之血压及主动脉与肺动脉的流量

题，而仅以一个泵来帮助血液加速。即由左心室将血吸进来，经泵加速后，跳过升主动脉，直接将高速流动的血液注射到主动脉中去。这个方案跳过了升主动脉，虽然也有较好的生理功能，但是比起自然生成的心脏效率还是差多了。

天然的心脏功率大约为 1.5 瓦，而人工心脏即使已达到了天然心脏十几倍的功率，但人工心脏仍旧无法让血液顺利地流进脏器，尤其是流进肾脏及肺脏。肺、肾之动脉与主动脉的联结，是一个大约九十度的直角，这个直角把原来的动量完全隔绝了。人工心脏的设计，希望以流量，也就是血液流动的动量来输送血液，到了这个直角的转弯处，其效率就大减了。

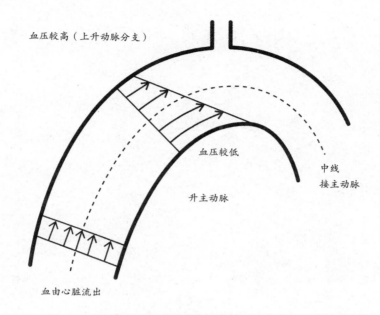

血压较高（上升动脉分支）

血压较低

中线
接主动脉

升主动脉

血由心脏流出

图 4.5　血液由心脏流出后汇入主动脉，其上半部流速以→表示，较慢，下半部则较快，并快速流入主动脉且向下流动。流速快的位置其血压就会降低，反之亦然。

　　反倒是左心室辅助器能够产生一定的效果。因为左心室的功能仍在，可以搏动产生舒张压及收缩压，因此辅助器只是增加血液流量。如此，病人的使用状况就好多了，几乎可以正常走动、坐卧。可若是使用了高出人体心脏十几倍功率的全人工心脏，病人反而只能躺着，勉强走几步路都算是大新闻了，而且到最后还是组织瘀血坏死。所以对于人工心脏，美国食品药品管理局只核准使用在等待换心的病人身上，作为一时找不到可换心之捐心人时维持生命之用，这有点像人工心肺机一样，只是个急救工具。

　　过去研发人工心脏的丰富经验，让我们更加了解体循环系统设计之奥妙。尽管如此，到目前为止，我们对于循环系统的奥妙也只认识了一小部分。

如果你是人体
设计的总工程师

第五章

⤳ 循环系统上"理论"的要求

心脏一再重复而规则地跳动，这是多么令人着迷的事情。音乐就是这样在重复而规则的节拍中呈现出动人心弦的旋律的。重低音交错的音乐更是震撼人心，因为这种低音除了节拍与心脏的跳动相关，其波动还直接与心脏的谐波相关了。我们在早期研究"气"的时候，就利用重低音——由鼓产生低频音波来鼓荡我们的循环。

一些原始的舞蹈也有着强劲的低音，配合接近心脏节拍的舞蹈，人们可以沉醉其间，彻夜跳动，久久不倦。这不是什么巫术，这是有生理基础的。

走路其实也有相同的效果。走路时手脚一起动，能影响心脏的跳动；以比心跳稍快的速度走路，会促成心跳与手脚的运动同步。相对来说，骑自行车虽然也是周期性的脚的运动，但因不像走路一样，是全身性周期运动，所以在诱导运动与心脏同步的功效上，就比不上走路。对心脏不够强的人来说，以比心跳稍快的速度走路，是对心脏最好的复健运动。

⤳ 共振

也就是生活中的这些点点滴滴的现象，让我们认识到了共振所具备的特性。但是，是什么样的系统在什么条件下才可能产生共振呢？

　　我们以水管来做个模拟：如果只考虑水管中的液体，不论是多重反射后产生驻波从而让水流波在管子中产生来回共振，还是管子中液体流速很大让管子产生扭动式共振，都需要极大的能量，因为液体在管子中的黏滞性很大。这两种共振，一种需要极低的损耗，另一种需要极高的流速，都不可能在人体循环系统中发生——其所需要的能量远超过心脏功率，而这种流速与血液在血管中的流速也不成比例，且多重反射也不可能发生。

　　血管是个弹性管，愈粗的血管愈软，换句话说，也就是愈大的、愈接近心脏的血管愈软。

　　在考虑人体循环系统时，最好把血管也当成系统的一部分来考虑，而不是将血管视为一个无关的容器。

　　将血管视为血液的连续体，也就是将血液与血管视为一体，那么此时血管就不再单纯地只是血液的容器了，而是与血液合而为一，成为系统的一部分了。

　　在此条件下，一种新的共振模式就可以产生了。这就是我们导出的径向共振方程式。这个共振是由血管沿着半径向外膨胀再收缩而产生的。

　　让我们先想象一个轮胎的内胎：汽车内胎的截面积大些，摩托车内胎的截面积小些，自行车内胎的截面积更小些。如果再缩小为自行车内胎的十分之一，就有点像血管了。通过打气筒打气，气体很快就充满整个内胎。这个充满气的内胎，一旦出现漏洞，气体就一定会喷出去。如果内胎有许多漏洞并且分布在不同的位置，而打气筒同时不停地打气，那么胎中就能保持一个稳定的压力，这就类似最原始的循环系统：内胎是动脉，打气筒是心脏，只是气体换成了液体——血液。

　　随着生物的演化，这个循环系统也进一步复杂化。动物分化了手、脚、头与更多的内脏，于是这个"内胎"也就愈来愈复杂了。必须长出各种奇怪的形状，以配合手、脚以及身体其他器官的需要。但是其基本运作仍是"打气筒"（心脏）把"气"（血）打进内胎（动脉）中去。充满气的内胎因为膨起而具有一定的气压，因此只要在这个奇形怪状的内胎的任何位置有个缺口，就能让气喷出去。任何器官与组织，只要在这个"内胎"中打个洞，就能拿到"气"（血）。

这个原理简单的"内胎"——一切靠压力送血，在设计上是非常困难的，如果接近心脏部分开口过多，"内胎"远处的部分就扁掉了，失去压力后，再也不能把血挤出来。如果手要进行运动，那么供应手的血液要增加；要考试了，供应脑的血液要增加，供应写字的手的血液也要增加……那么其他不用血的地方如何维持适当的压力呢？

让我们先分析一下人体循环系统能够控制的自主变数是哪些：

1. 心脏的输出——心脏之输出量为其一，心脏收缩之速率为其二。

2. 血管的平滑肌收缩或放松可改变血管之弹性。

3. 开口的多少及大小决定血液进出的量。

动脉输送并分配血液，可是动脉中居然没有开关，也没有阀门，动脉与内胎一样是一个完全连通的大空间，没有隔间，也没有分室，以至于血像空气一样充满整个空间。而我们能主控的只有心跳以及身体重要位置的血管的弹性及其开口的多少、大小。

有了这些基础，让我们当一下"上帝"。我们要设计出一个高效率的传输系统，让人体可以维持稳定的供血状态，不论春夏秋冬，不论高山海底，不论赛跑潜水，人体都能通过这个系统稳定地供血。

心脏是一个肌肉做成的"打气筒"，这个"打气筒"只有收缩压出血液及放松接受充血两个主要动作。其中收缩是心脏压出血液的主要动作，放松时是为了让血液以流动液体的方式注入心脏，以便下次收缩时将之压出。

如果只为了压出液体，只要维持动脉腔的压力便可，心脏可以时跳时停，就像高楼水泵抽水一样，只要水塔的水满了，就可以停止；而抽水的速度也没有什么限制，可以时快时慢、时多时少，只要维持水塔的高度即可。同理，对循环系统而言，就是维持动脉中之静压力就好，那么在动脉中任何开口处都能引出流体来。但事实并非完全如此。

动物愈长愈大，动脉血管也就会愈拉愈长，拉长接续的结果，就是单层轮胎的结构变成了多层轮胎的管状结构。这个多层轮胎的管状结构，其功用基本上还是与轮胎一样，只要压力到了，就可以自开口处往外送液体——血——到各个需要的地方去。

要想将压力顺利地传送到长管末端，那么就必须要采取一种低消耗的传递方式。最简单的想象，如果要传送压力到远方，一个方法是利用风，另一个方法是利用声波。我们用嘴吹风，这是直接用压力差送流体的方法，电风扇、台风的原理都是一样的，是由流体的流动来平衡压力差的。而声波也是一种方式，我们用声带发出振动，空气或液体（在水中）也产生相同的振动，于是这个波动也可以把压力以波动的方式向远处传送。这两种传送方式，一种像直流电，一种像交流电。两种方式各有优劣，但交流电获取方式比较容易，输送电能造价低廉，变压很便捷，所以我们现在普遍采用了交流电。

一般声音在空旷的空间中是以纵波的形式进行传送的，也就是直接以空气压力之变大、变小来向前传送，因为空气流动的距离很小，所以阻力也小，也就能传得更远，而且还可以转弯。

如果把流体装进一个有弹性的袋子里，像轮胎一样，那么声波也能在其中传播。如果将管子拉长，使管子半径变小，且管壁的弹性变大，那就与动脉相似了。此时压力的变大变小，就像声波一样，仍可以在血管中进行传送。著名学者祝总骧教授,就曾提出中医的经络是声波传送的管道:他以槌子敲打穴道,发现振动可以沿着经络进行传送。其实声波是在血管中传送的,可是为何祝教授发现振动是沿着经络走的呢? 这点且待我们在后文来解释。

我们先讨论一下声波是如何在动脉中进行传送的。当动物愈长愈大,血管愈变愈长后,在动脉中传送的声波,就会碰到血管的管壁,而血管壁很软,很容易产生膨胀及收缩,所以血管壁就随着声波的压力波变大而膨胀、变小而收缩。同时血管就成了由心脏跳动所产生的声波的导波管了,这些声波都顺着血管进入毛细血管,也就是身体的每一个角落。

这个输送声波的结构已经有了,心脏泵出的血液在升主动脉转弯,这个转弯一方面增强了往头部去的血压,一方面将血流的动能转换成了声波。一百八十度的转弯,让动量及其相对的动能几乎全部转换成了血管壁上的振动,进而由主动脉、大动脉、小动脉将声波——一种压力波——传送到每一个组织中的微循环去。这个声波是压力波,而压力是标量,不像动量是向量。向量不会自行转弯,只能沿着原来的方向前进,举手,投足,弯腰,走路,更不用说各种剧烈运动,如跑步、跳高,这些都将严重干扰动量的传送。而人体的肺脏被紧紧地包夹在肋骨之中,这种构造正是为了保护血液的流动不受外在的干扰。如果血液果真与现代生理学所描述的一样,完全是依靠血流的动量往前传送的,我们就该像装上了传统人工心脏的病人一样,只能躺着,即使插满了打点滴的管子,也只能勉强走几步,而且日子一久,器官就会衰竭。但事实上我们并没有出现这种状况。

心脏泵出的血流动量,在升主动脉转换成声波之后,同时也将血液充满了这个复杂但类似轮胎的结构——动脉树系统。在这个系统内,一旦有了压力，又充满了血液，只要在其中任何位置开个小口，血液就会被内部压力压出去，就像轮胎上扎了根针，气会顺着针孔喷出去一样。

有了这个设计，比起单纯以动量来输送血液，的确简单有效多了。但是还有精益求精、好上加好的可能吗？

身体是一个复杂而巨大的结构，必须要将血送到身体的每一个角落，既不能有"水灾"，也不能有"旱灾"，否则有些地方的细胞就要活不成了。

＞ 如果你是人体设计的总工程师

此处要提醒大家一下，这个以声波传输血液的模式，虽然已非常简洁，但是仍有许多缺陷。如果心脏只管泵血，血管只管输送，那么各处器官及组织能接受到的血液是一成不变的。这就有些像工厂的生产线，只能生产一种产品，也就是只有一种运作模式。

可是动物的生存环境是复杂的，生存竞争是激烈的，稍有落后，就会被淘汰出局，自地球上消失。

动物有时要跑，有时要看，一会儿要听，一会儿要想，这可不是一成不变的生产线可以应付的，更何况还要吃饭、生病、求偶，这些基本生理需求也需要灵活有效地调配血液。

动脉有了声波的导波管的性质，能够将血压波顺利地传送到身体每个角落，这固然是很优秀的设计，也比起以动量的方式让血液向前冲，已不知好了多少倍，不仅省能量，还能转弯，也不受各种运动的干扰，但是这仍然不够。为了应付本身每日的生理需求和外来的突发挑战，动物仍需要更优秀的循环系统，才能在生存竞争中存活下来，并繁衍下一代。

这个设计还有什么改进空间吗？要做流体的分配，现代工厂的设计一定会有开关、阀门，将流体导向不同的地方去供料。身体如此之大又分得如此之细，如果要做流体分配的话，恐怕要成千上万的开关及阀门，才能应付这个巨大而复杂的系统。

在学习生理学的过程中，我总是一再赞叹生理机制的精巧。从我研究生理现象开始，每当我在生理机制中找到一个比我想象的更巧妙的运行方式，我都不由得赞叹不已，并且将我的发现称为"中奖"。

动脉中并没有开关也没有闸门，那它要如何进行血液分配呢？其实循环系统中也有类似闸门的因素。这种因素就在静脉中，因为静脉中的血液已经没有血压，也没有动量，就只能依靠这种因素阻止回流，即不直接需要任何能量，就能让血液流回心脏。

在动脉之中，动脉回圈像轮胎一样，一个接一个，像是个连通管，只有在与组织相联结的地方，才会有许多开口。若开口大又多则输血量也会相应增加，开口小又少则输血量也会相应少些。在这种情况下，如果血压不足，就像自来水用户一样，远程的用户永远是供水不足的，这又如何是好？

在整个动脉的连通管中，如果只靠静压供血，那么所有的管子与用户（组织），离压力源愈近的供血就会愈好，而且，各个管道都由相同的静压输送，一旦前端开口大了、多了，一定会使后端失去压力而供血不足。

心脏是由肌肉做的"泵"，本就是以收缩肌肉、放松肌肉的方式运作，将血液一波一波地压出来。一个天才的设计师就该利用这个事实。既然血液是一波一波地压出来的，自然而然，这个压力波就

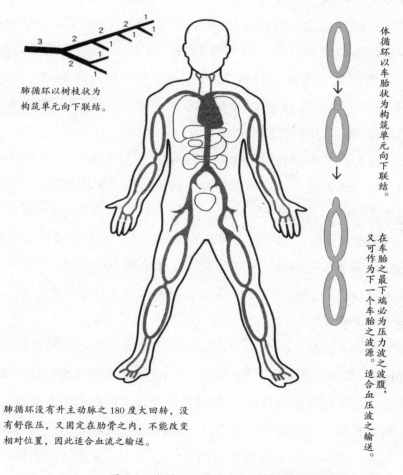

肺循环以树枝状为
构筑单元向下联结。

体循环以车胎状为构筑单元向下联结。

在车胎之最下端必为压力波之波腹，又可作为下一个车胎之波源。适合血压波之输送。

肺循环没有升主动脉之 180 度大回转，没
有舒张压，又固定在肋骨之内，不能改变
相对位置，因此适合血流之输送。

图 5.1　体循环及肺循环之示意图及构筑之单元

是应该由各种频率的压力波组合而成的。只要心脏跳动的方式有稍微的改变，这些组合的压力波也会随之改变。

如果我们希望压力波的基本组成频率是固定的，有一个非常简洁的设计可以达到这个目的，那就是让心脏规则性地跳动，只要心脏以一定的速率跳动，例如每分钟 72 次，心脏所能产生的压力波，其频率之组成就一定是每分钟 72 次，每分钟 72×2=144 次，每分钟 72×3=216 次，每分钟 72×4=288 次，这就是所谓谐波，也可视为心脏基本跳动频率的高频共振波。

其实我们的共振理论就是由此产生的。在写本书的二十多年前，我把对中医基础的追寻，在由脑神经中的传导物质转移到血液循环之后，我的研究就有了关键性的突破。

心跳是有规律的，脉波也有固定的频率。任何一个有规则的现象，背后一定隐藏了一个定律、一个定理。多年来的科学训练，使我们的直觉更加敏锐，我们触到了中医学最底层的基石。这个几千年来的不解之谜，终于被我们找到突破点了。

心脏规则地跳着，规范了心脏所能产生的频率——一定是心脏跳动基频的谐波，同时心脏还可以用不同的跳动波形来改变这些谐波在脉波中的比重。心脏仍是以每分钟 72 次的频率跳动，但是送出血液的时间长度，可以长些，可以短些；而送出血液的流速可以高些，可以低些，可以平均些，或由高而低，或由低而高。当这些血液冲向主动脉弓的大转弯时，所产生的压力波——脉搏，虽然频率相同，但是每个谐波所分配的能量——也就是每个谐波的振幅是可以改变的，也是可以调控的。

由这个进一步的分析可以知道，虽然脉波仍是由心跳的谐波合成的，但是，每个谐波分配到的能量是可以调整的，由此看来，我们还有一个新的方式可以控制血液的分配，那就是控制各谐波能量的分配。

对于这个新的控制血流分配的模式，身体需要进行哪些特殊的设计呢？

身体需要按照功能分门别类。例如氧气的交换功能，这包含了肺及皮毛。例如身体抵抗外敌（细菌及病毒等）的功能，主要是免疫的功能，这包含了制造抗体及白细胞等。分解合成营养品、解毒、运化食物等功能，过滤血中废料并加以排除，将食物消化……只要同一种功能的器官及组织分配同一个共振频率，就可以由这个频率的振幅或能量来调控：增加了某一个谐波的能量，就能增加这一种功能全体的供血，也就能提高这种功能的活性。

通过这种设计就可以大大提高循环系统的效率，只要在心跳的收缩方式上做一些调节，例如增加第三谐波的能量，而减少第一谐波的能量，就能达到我们想要的某些效果。这是多么美妙的设计，不要分隔，也不要开关，呈连通管状的动脉丛，就能够控制血液去往任一处的量。

要配合这个设计，这些相同功能性的器官就必须与这个谐波共振，从而牵引这个谐波所携带的能量进到这些器官或组织中来。这些器官，最好是同一类功能的器官分在同一组，也就是与同一个谐波共振。如果这种共振乱配一通，完全没有功能性地编组，虽然有这个控制谐波振幅的功能，有指挥系统，但受指挥的是"乌合之众"，也就毫无"战斗力"可言。

有了这个依功能来编组以提高运转效率的想法，我们就能进一步了解中医经络理论的伟大了。经络的分类完全是依照器官进行的，这些器官又主要是依照功能分类的；因为依照功能分类的，我们就可以看到心脏正是依照各个功能的需要来分配血液将资源做最有效的调配的。这比较像政府的组织，有教育部、财政部等部门。国家越大，人口越多，部门也就越大；政府机构越现代化，其部门设置就可能越多。

其实经络也有相似的情形，动物演化程度越高，其经络也就越多，脉波的波形也就越复杂。但是在人的身体内，组织有千万种，我们仍旧很难依照功能把它们完全分成十组或十二组。

若身体中就只有这些谐波了，那将如何是好呢?

只好把这些功能不是特别明确的，分别归到不同的经络去。

我们的肌肉系统就是这个功能性不易归属的一个。

如果不能依功能分类，那就以共振的方便性来分类，也就是依照共振产生的方式来进行设计。人体本身的这种设计是为了节能，节省心脏将谐波送入这些组织的能量。

我们先由血管本身的共振进行探讨，先不考虑在末端的可能的反射。简明扼要地来看，血管长的，共振频率低；血管短的，共振频率高。由一只脚至腰再到另一只脚的这段血管，是身上能找到的最长的连通血管，这一定是共振频率最低的一段。第二长的是两手伸长连通胸部的这一整段血管。而第三长的是去往头部连接两个大脑半球的这一整段血管。让共振在血管中进行分配，这就是下焦、中焦、上焦的分类原理，这是生理上为了节能，制造出的各自共振的体系，以降低供血所需要做的功。脚是一双，手也是一双，头部是两个对称体，鼻孔两个，眼睛两个，耳朵两个，共振频是双数的比较容易安排。而肝、脾、胃都只有一个，就是单数频率。从节能的角度思考，我们很容易就设计出了这个最基本的蓝图。器官也有其共振频率，主要是为了区别其功能。如果将功能与节能两个因素一并考虑，就可以将肾放在两脚的中间，让肺也变成两个，放在两手的中间，两个大脑半球放在头部的中间，那么它们不仅能各司其职，也有各自供血的频率，又能节省供血的能量，这就是个十分完美的系统了。

　　肌肉体系的功能主要是运动，在各位置的肌肉并没有运动以外的特定功能，不妨就按肌肉所在的位置，依照血管共振的分布，而顺势做一些分配。脚上的肌肉就有肾经（二）、胆经（六）经过，手及胸部的肌肉有肺经（四）、大肠经（八）经过，头上的肌肉有胆经（六）经过，各处的肌肉归属各自所经过的经络频率，这其间是否仍有其他更神奇的奥妙，我们目前还没参透。

⋧ 发生学

　　在明白分配原理后，我们再来看人体的细胞、器官、组织是如何在正确的位置生长的，这可比金字塔或万里长城更神奇。

　　这就是胚胎发生学的奥妙了，生物体不是一次性构造成形的。受精卵先分化成许多层的细胞组合，此时心脏先长出来，再由心脏做总指导，引导着其他器官及组织成形。婴儿出生后，也由心脏控制着各器官、各组织的生长速度及长成的形状，身体才能有次序地整体配合着长大，不至于先长了脚才长鼻子，再长大脑，最后长手。生长是协调的，各器官、各部位会一起同步逐渐长大。

　　这个送到各个经络的能量，就是心脏掌控胚胎发育及人类由婴儿长大成人的原动力。当然基因、激素等化学因子也有十分重要的作用，这些化学分子的重要性，已经有太多的叙述，在教科书上都能看到，也就不在此重复了。

⇒ 分频供血的优势

我们仍回到循环的角度来看这个分频供血的机制，看它在自动控制上到底有怎样的特色，这是以往没有想过的。

如果你培养过细胞，一定看过这种现象：当细胞的营养供应充分，而其产生的废料也能被顺利带走时，这些细胞一定会快速生长，一直到又密又挤无法生长为止。其实细胞一旦太密、太挤就停止生长，也是细胞控制自身恶性地、无止境地生长的一个重要功能。

循环系统依照分频共振来分配血液，而血液既能带来营养，也能带走废料，所以组织中的细胞能分到多少血液就决定了其生长的速度。有趣的是，在器官或组织中有许多细胞的支架，将细胞像葡萄一样一粒一粒分开，以免太挤而妨碍生长。当器官中的细胞增加时，血管和支架也会随着增加，于是器官就能有规则地长大。由共振供血的原理，我们很容易就想到还有一个新的控制因素——维持共振的条件。这个由血管、支架及细胞组成的有机体，要有一个天然的共振频率。这个频率一定是心脏跳动频率的整数倍，也就是心跳速率的谐波。如果器官在生长的过程中，其共振频率偏离了原来的共振频率（除非立即跳到另一个共振频率，这是连续生长的过程中不容易发生的），心脏产生的压力波就无法再与这个器官共振，也就无法把血液推进器官里，因此这个器官中的细胞一定会生长停滞，甚至死亡。

心脏规则地跳动着，也就是为器官或组织的生长打着拍子。快了，要你慢下来；慢了，要你赶上来。至于细胞要不要分化，要如何分化，那是 DNA、激素和生长因子等的任务。但是这个细胞、支架、血管的组合——器官，一定要配合心跳的节拍生长，甲器官要配合节拍，乙器官也要配合节拍。其他的组织、肌肉……都要配合心跳的节拍；心脏就是这个"交响乐团"的指挥者。每一个器官，都与心脏打出的某个谐波共振，也就会同时踏着各自的"舞步"，按部就班地生长。因为大家都成比例地生长，所以就可以维持各器官原有的共振频率，与第一谐波共振一路长大的过程仍与第一谐波共振，与第二谐波共振一路长大的仍与第二谐波共振……只是因为每个器官都逐渐长大了，共振频率也变低了，所以心脏也就跳得愈来愈慢了。由婴儿到大人，各器官都追逐着心跳逐渐长大，而心脏为了适应这个各器官都逐渐长大的现象，也就愈跳愈慢了。

这个随着动物各器官的生长变大而心跳愈来愈慢的现象，不仅存在于生长过程中，也存在于动物形体中，比如形体大的如鲸、大象，心跳就非常慢，每秒只有十几次，而人约七十次，狗一二百次，老鼠三四百次。心跳速率与体形呈反比的规律适用于所有物种。

在胚胎发育的过程中，也是由共振的状态决定了器官生长的位置，以及器官发育的顺序。在探讨这个更为复杂的问题前，让我们先讨论一些比较简单但是更为基础的问题。

⤳ 血液压力波与交流电之传送

声波在导波管——血管中传送，与电磁波在导线上传送，有很多相似的地方，但是也不尽相同。

发电机将电子输往导线，电压升高。在开关打开之前，导线其实是以很慢的速度输送电子的，但电磁波有着光一样的速度，只要一打开开关，电子就会瞬间跳进我们的电器中来。

血液的输送也是相似的。心脏压出血液，动脉中的血压就会升高，新送出的血液只造成血压上升，一旦组织内的动脉有开口，血液就会很快流进组织中去。

对于远距离送电来说，交流电是比较好的选择，电子只须在短距离之间来回振荡，而不必由头到尾走完全程，所受到的电阻也可以调整到最小。

尤其当交流电方程式解出之后，我们就可以用电容或电抗来填补导线的缺陷，让导线上只剩下极小的电阻，其实这也就是共振的观念。我们在输电时，会将阻抗匹配到位，让其达到共振的状态，此时的电阻就最小。

在血液循环的系统，血管的弹性及血管的粗细也配合得很好，一般的规则是愈粗的血管要愈软，让血管本身也成为一个共振系统，让血液压力波能以最小的阻力通过。

交流电在输电时，先将发电机产生的高电流、低电压的电磁波，通过变压器转换成高电压、低电流的电磁波，在用户使用之前，再由变电所把高电压、低电流的电磁波转回低电压、高电流的，以方便我们使用。

在血液输送时，心脏打出的高流量、低压力的血流，先遇到舒张压，又撞上升主动脉弓，做一百八十度的转弯。此时，多余的流量就化为声波——一个与交流电相似的压力波。这个压力波，不是在零压力上下振荡，而是像交流电一样，以心血管系统的平均压力，大约是三分之一的收缩压加三分之二的舒张压，当作平衡点，上下振荡，并向远心端传递。

不论是交流电，还是血液的输送，这个升压的动作都大大降低了远距输送之阻力，因而大大降低了输送时能量的消耗。不论是电的输送还是血的输送，压力要抵达远方的用户才是输送系统设计的主轴。

在交流电上，用户之前有变电所将高电压、低电流的电转换为高电流、低电压的家庭用电；而在血液循环系统上，小动脉丛（其实也就是穴道的结构）也有类似的功能。许多小动脉与神经都集结在这里，而这里的小动脉的弹性已非常小，对于压力波已没有多少输送能力。此处小动脉丛像变电所一样，能将血压降低，并供应血流给这个小动脉丛附近的组织。而穴道一方面将血压降低，一方面扩大接触面，让小动脉与组织接触得更多，以提高供血的范围。

以上所谈的，都是交流电与血液循环系统的相似之处。从设计的角度来看，交流电路所有的优点，血液循环系统几乎都考虑到了。以下我们将讨论二者的不同之处。

电子到处都是，尤其在导体上，只要加了电压，就一定会有电流，而且电压差还是要靠电子的流动来产生的，所以只要有电压就能产生电流。但要储存电能却因为电子的流动特性而变得非常困难，所以才有抽放式的运作，以水位来储存多余的电能。蓄电池，顾名思义是储蓄电能之物，而其运作的原理却是以化学的方式，将电子储存在原子或分子上。

血液输送的基本原理是不一样的，血液不像电子那样存在于所有原子之上。血液必须由心脏经血管送到客户端（细胞及组织）去。在客户端，需要先由心脏提供血压，然后才能将血液挤压到组织中去；血管中的血液流进组织之后，血管的血压就会降低，后方动脉就会重新为前方血管补充血液。

为了维持血液循环系统的正常运作，设计上不仅要考虑血压，也要考虑血流，因此舒张压的设计就成为关键。维持舒张压就成为循环系统工作的设计重点，若是舒张压太低了，血液就一定会停滞不前。

为了维持舒张压，血液循环系统还有许多精妙的设计，比如在小动脉与组织的接合处有许多动脉的开口，这些开口直接通往组织。如果这些开口太多，就会有太多血液流向组织，血压就不能维持了；如果其他地方的开口也一样多，舒张压必然会下降，血液就无法输送了。所以这些开口，在平时只有极少数是真正打开的，而且是轮流打开。舒张压还有一个重要任务，那就是维持动脉的弹性，如果舒张压太低，就像鼓皮松了的鼓，是打不出声音的。所以泄了压的动脉，是没有能力传送声波的，也就不能当作血液压力波的传输线，当然也就失去了高效率送血的功能。以上这些是交流电路不需要考虑的。

这个舒张压的设计，固然多了很多麻烦，但却有一个大大的好处。在血液循环系统中，只有动脉有血压，静脉几乎没有血压，如用交流电的术语，动脉就相当于火线，静脉就相当于零线。我们无法只用一条火线就把电压送到用户端，一定要有一条回流线让电子来回振荡，而不能让电子在一地集中——电子集中后产生的高电压会立即阻挡电压的输送。

在血液循环系统中，动脉中有血压，静脉回流靠瓣膜。瓣膜利用我们的各种运动的能量将血液一节一节推回心脏来，以便循环使用。所有的能量都在动脉，所有的能量都能使用，这个舒张压的设计效率极高。

在交流电路设计上，还有一个极重要的观念，那就是阻抗匹配。阻抗匹配在任何载波体都是很重要的设计。我们可由简单的打台球来了解一下什么是阻抗匹配：如果我们用甲球来撞乙球，甲球是动的，乙球静止，在什么状况下，相撞后甲球会静止，而乙球向前运动。我们以刚性的球来思考，不考虑相撞时球变形而产生的能量损失，要求这个相撞的结果是甲球将原有的动能全部传给了乙球。因此，如果甲球比乙球重，相撞后，甲球与乙球会一起向前动；如果乙球比甲球重，两球相撞后，乙球会向前动，甲球会反弹而向后动；只有当甲球与乙球一样重，才可能使甲球停在相撞点，而乙球以接近原甲球速度的速度向前运动。这种现象在我们打台球时常常可以看到。

在波的传输过程中，也有相似的现象。当波由一个导波管进入另一个导波管时，如果两段导波管的阻抗匹配得很好，则在原导波管中的能量就会全部传送到接续的导波管去，不会反弹，也没有损失，就像两个质量一样的撞球相撞一样，能量可以完全传送到下一个球去。

在血管中传导的血压波，也要遵守这些基本的物理学定理。血管在向远心端方向，变得愈来愈细，为了阻抗匹配，血管壁就愈来愈硬，以维持阻抗匹配，但是血流量也要守恒。变硬的血管所能容纳的流量会变小，所以血管往远心端的分叉愈变愈多，以分叉血管的总面积变大来补充流量。在血管愈变愈硬的状况下，总流量还是可以维持不变的。

这个阻抗匹配、流量也匹配的状况，一直都很理想。一直到了末端，小动脉要与组织联结了，这里便出现了两个难题：一是血管进入组织后，其阻抗一定会受到组织的影响；二是在血管的末端，如果开口多，则边界为开口，如果开口少，则边界为闭口，而组织有时要多供血，有时要少供血，则一会儿为开口，一会儿为闭口，于是整个血管的共振条件要做巨大调整，这是令人十分头痛的事。

⇝ 环状的末端

生理上的设计常常是难以事先想象的，为了解决上述两个大难题，动脉将其末端相连，成为无端之环。所有大动脉的末端都是环状的，而且此环之终点（相接点）又是下一段输送的起点，如此环环相扣，直到环状之外的小动脉才变成树枝状，然后由这些树枝状的小动脉与组织相联结。到了树枝状的动脉结构中，血液压力波会迅速降低，并转化成血液流出的动能。在这些树枝状的动脉中，血液依靠的是直流的压力向组织压送。而在人体经常运动的部位，如手掌，这些环状结构可以是一层又一层的，直到每个指头以及最后的指甲，才转换成树枝状的动脉，以完成最终将血送入组织中的任务。树枝状的动脉是经不起运动干扰的，在我们的肺循环的外部，就有许多根肋骨将其牢牢地固定着。

更有趣的是，当我们以环状动脉为边界，解出血液压力波波动方程式之后，发现这个边界条件与终端血管完全关闭时是一样的，即使没有沿着血管前行的流量，血压也能维持在最大值。这个环状的边界条件也同时解决了在血管末端进入组织时的阻抗匹配问题。因为血管根本没有插进组织中去，而是将两个末端连成一个环，如环之无端，所以也就没有末端及阻抗匹配的问题。而树状小动脉已是依靠直流血压的方式进行输送的，不再是波的形式，自然也就没有阻抗匹配的问题。

这个环状终端，还有一个意料之外的好处。当压力波分别由环的两边送进来，一定会在环中接近终点的地方相遇，相遇时，所有的动量因为正面相撞而消失，并进一步转换成压力，而这个压力最终成为舒张压的一部分，储存在这个环中。这个环状结构中由两边而来相连在一起的动脉，不仅直径大小接近，而且其由大动脉分支后，到达此环的最远点之距离也接近，如此才能提高这个环状结构的功效。将动能在接近环的终点时尽量抵消，并转换为压力势能。从解剖的结构来看，这两点似乎也是正确的。而下一段的动脉可以接在这个压力波最大，但沿着血管血液流量最小的接点，当作下一阶段血液输送的波源。就像新的升主动脉一样，将动能尽量转化为压力波的能量，而继续向远心端输送。

≈ 血循环与经络的关系

在这些精巧而又出乎意料的设计之中，我们要特别提示一些要点，以与中医的经络理论的进行比较。

现代研究经络的论文仅仅在大陆一地就至少有几千篇，归类起来以下几类：1. 神经类。认为经络是特别的神经联结，所以经络与器官有一些共同的特性。2. 体液类。认为是一个特殊体液的传导轨道，所以有特殊功能，联结器官及经络。3. 能量类。这类的论文最多，天南地北，红外线、液晶、生物信息等不一而足，可以联结器官与体表。

但由中医古籍来看，经络最重要的特性，一为脏象，与内脏有很强的关联性；二为"行气血，营阴阳，濡筋骨，利关节"，对身体有充分的营养补充功能。

之前对血液循环系统的介绍，特别提到了在血液循环系统中以频率谱的方式来分配血液压力波和能量的方法。因为心脏的跳动的频率是固定的，所以血液压力波的基本组成的频率，一定是心跳频的整数倍，也就是心跳的谐波。但是，每个谐波分配到的能量，是可以依照心跳注血进入主动脉的波形加以调节的。这个短暂的注血时间，可能只占一个心跳周期的三分之一，但是这个三分之一的波动，其波形并不一致。也就是说，血液压力波中各个谐波的基本频率没有改变，心跳速率也没有改变，但是每个谐波分配到的能量，却有了有了很大的改变。由心脏而产生的血液压力波还会与器官和组织共振，该频率谐波的能量是由心脏的输出与该频率共振之器官及组织共同决定的。

一般来说，心脏输出某个频率的能量比较大，而该频率共振器官及组织的共振状况又好，那么这个频率的能量就会变大。反之亦然。

但是在生理上，循环系统不是这样运作的。心脏总是会在共振不好的频率上多加些能量，希望通过多送些血液这种手段把这些有点不健康的器官或组织救回来。而在共振良好的频率，只会维持正常的供血。但有时人吃了有毒的东西，比如过量的酒精、止疼药等，心脏也会增加去往肝脏的血液量，以加速解毒。其实这就是脉诊能够诊病的原理。

从脉象的角度来看，过犹不及，致中和才是最健康的，这也是古之明训。

同一个谐波的供血，总是会被一起调控，"有福同享，有祸同当"，这就是中医内病外治的基础。由经络可以治内脏的病，因为它们共享同一个供血的频率，是连通管中的连通管，相关性很高。而经络受伤，

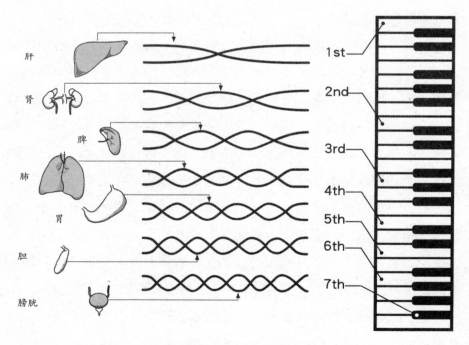

图 5.2 各主要脏器之共振频，及其在身体上之相对位置，以→标示。此相对位置在各种哺乳类动物中皆相同

共振失调，必然也会引起与其有相同共振频率的内脏产生问题。

那么脏象又是怎么一回事呢？前章已经说过，为了加强对生理的掌控，循环系统依频率来控管血液的分配，而生理上也将相互扶持的功能归到同一共振频率来提供血液，就像政府会把与教育、教学有关的业务都分在教育部一样。所有与分解、合成等相关的化学功能在肝经，所有与排泄、清扫相关的功能在肾经，与血液之制造及抵抗力等相关的功能在脾经……这就是脏象的源头。而经络之分配则除了考虑脏象之外，还计算了节能。不仅是经络，其实每个器官都考虑到了节能以及更有效地供血，因此每个器官的位置都处在自身所属的共振谐波波腹，这样不仅能有效地供血，还不干扰其他谐波的运作。也就难怪心脏的总输出功率只有一点五瓦左右，却能把血送到全身各处，而且还能通过灵活的调控来配合每日生活所面临的各种挑战。

第六章

🦋 小　结

⩯ 过去的研究成果

我们来回顾一下过去对经络的研究有哪些比较具体的成果,这里只讨论经过了实证的研究成果。

1. 良导络:这一经络研究最早是由日本人中谷义雄博士(Dr. Yoshio Nakatani)发现的,他认为穴道点附近的导电性特别好,而穴道与穴道间的电阻也特别小,尤其是在同一条经络中,穴道与穴道间的电阻最小。

解释:穴道是许多小动脉集结之处所,此处还有许多神经。穴道在共振血液循环输送的模型中,担任的是变电所的角色,即以大量的小动脉丛来将血液压力波的能量转换成流入组织之低压血流,就像变电所将高压低流量的电能转换为低压高流量的电能一样。在人的身体中,导电最好的是血液,皮肤本身的电阻是很高的,在有汗液时,电阻才会下降,其他肌肉、脂肪等组织的电阻也是非常大的。只有血液是非常好的导体。一旦将针刺入皮肤,在沾到血液后,其电阻就降到只有几欧姆了。再加上穴道中集结了大量小动脉,小动脉又有许多开口将血液送到附近的组织,所以在穴道的附近,不仅小血管中充满了导电的血液,附近的组织也充满了血液,难怪其导电性好了。

这些穴道中的小动脉是与大动脉相连的,所以穴道与穴道间的电阻一定最小。而同一经络间的穴道,是由邻近的动脉相连的。电子走最短的距离,所以同一经络的穴道就成了电阻最小的连线了。

2. 福尔电针:这是良导络之后,德国人福尔发现的。即用钝的针,

176

在穴道附近的表皮磨出许多小孔，产生体液渗漏，当这些体液沾在金属针表面，在加上瞬间电压时，因为表面附着的体液成分的不同，就会产生不同的瞬间电流，而这些瞬间电流可因为导电线沿线的相似分子或离子而产生改变。

解释：穴道是小动脉的集结地，也是小静脉的集结地，身体的废料也在穴道处集结，再经由肝或肾去处理。这个测试就是废料的成分分析，如果身体好，氧气供应足，这批废料应以二氧化碳为主。代谢愈旺盛，则二氧化碳含量愈高，要注意的是，这些二氧化碳都聚集在红细胞之四周，一旦二氧化碳在红细胞之四周聚集过多，体液就会开始酸化。如果此时氧气供应不足，就会酸化得更厉害，进而产生乳酸等有毒物质。此时福尔的电针，就能依靠这瞬间电压产生之瞬间电流，替这些体液做成分分析，其利用的原理就是各种离子在电场下活跃度的不同。可能还有些二极管因迅速对电场产生反应而被监测到。因为系测量对电场的反应，所以任何对电场产生反应的离子、二极体等等，都会被测量到。这种测量灵敏度非常高，可以测量到非常微量的成分，但是特异性并不好——许多不同的离子或二极体都能产生相似或相同的反应。

因为是电场的反应，所以在针的表面被吸附的体液主要是以几十到几百埃（Å）体现这种反应的，而在较远位置的体液，因为电压已被表面的成分中和了，就不会再有反应了。这个测试是以金属表面吸附的体液薄膜加上瞬间电场来做成分分析的。如果在这个测试回路的中途，加上一些其他被吸附在金属表面的体液，则这些在中途被吸附在金属表面的体液也同样会感受到瞬间所加的电压，所以也会做出反应。因为这中途的体液与金属探针表面的体液是串在同一导线之下的，所以其反应电流会相互干扰。这个干扰的状况，只与体液及体液间的离子流动性、二极体之大小等物理特性有关，而与这些离子或二极体的化学特性以及能不能治病，是没有关联的。

3. 声波传送之管道：这是由祝总骧老教授发现的，祝老教授在很早就提出，经络是声波传送的管道，他敲打穴道并在另一穴道上进行观测，同时还在非穴道点上进行拍打及观测，发现了敲打的声波可循经络在穴道间传递。近年来他更提倡以拍打穴道的方式来疏通经络，为人民的保健做出了许多贡献。

解释：由共振循环理论推论，血液是由在血管中共振的声波传送的，而穴道与器官都是这个共振体系的一部分。我们有实验证明，通到器官的动脉受阻或穴道受压，或被针刺，在原来相连的血管中的血压波便会下降。所以祝老教授的发现与共振循环理论是一致的。

以上共讨论了三个已经发现的经络现象，在现代科学研究方法论中，这就是现象学的研究。在生命科学中，这类现象学的研究尤其流行，最常见的就是各种相关性的研究，但相关性不一定是因果关系。因此以上三个现象，导电性、体液的成分以及声波的传送，都与经络有关，但也都像瞎子摸象一样，只是各抓到了一些真实面，仍需要一个系统的理论将这些现象贯穿起来。子曰："吾道一以贯之。"一个接近正确的理论，就能把分散的个别现象像拼图一样，一片一片放进来，并不断修正、改进，最终得出全貌。

其他与经络现象有关的证据，例如放射性物质可以沿着经络传递，或红外线可沿着经络传递等等，都只有部分真实性。放射性物质注入穴道后，虽可传送小部分至下一个同经络的穴道，但是其余大部分仍会沿着血管流动。其实，这也与共振循环理论相符。因为穴道本就是血管丛，也是重要的共振单元，所以流入穴道中的血液绝大部分会流入附近的组织，但是有少量会回流到较大的动脉去，并往下流入下一个穴道。只是放射性物质，或任何其他标记物，都会迅速地在大动脉中被稀释。因此，这些物质仍是以血液为载体的，并随着血液的流动而消失。至于红外线，虽然能沿着血管传送，可能比其他组织更有效，但是血管终究不是红外线的导光管，无法像传递声波一样传递红外线，因此也就无法找到红外线确切沿着经络传递的证据。

至于最有趣的针灸、麻醉及手术，其实也可以用共振循环理论解释。在手术部位附近的穴道下针，则血压波被针压制，无法传到开刀的位置，所以血流会停止，达到止血效果。并且随着长时间缺血、缺氧，神经也就失去传导功能而麻木了。这种效果会因人而异，不宜广泛使用。

≳ 高血压的成因

对血液循环系统有了进一步的理解后，我们可以再回头来讨论高血压的成因。通过对现象学的研究，西方学者发现，血压升高与血管变厚、变硬是同时发生的，它们有极高的相关性。所以通俗地讲，就是血管硬化了，因而在其中流动的血液会遭遇更大的阻力。相同的流量，受到的阻力增加了，其血压也会随之升高。所以血管硬化是高血压的原因，而动脉因血压过高而破裂，或组织受血压压迫产生病变等并发症，就是高血压的危害。

为了降低高血压的并发症的发生概率，西医就研发了降低血压的药物，主要是降低心跳速率（β1阻断剂），降低心脏的收缩力（钙离子阻断剂）以及降低血液之总体积（利尿剂）。比较新的发展是由血管紧张素入手，抑制血管紧张素之生成等等。在血管硬化方面，找出了胆固醇、甘油三酯和血糖这三个因素。后来又分出高密度脂蛋白胆固醇、低密度脂蛋白胆固醇之不同功能来。经过了这么多年来的密集研究,不明原因的高血压被分类为原发性高血压,但是它却占到了高血压病患的九成以上。换言之,经过了这么多年全方位的研究,九成以上的高血压病患的发病是原因不明的。

其实,高血压还有一个并发症,那就是大脑萎缩。高血压患者,不论是吃药将血压控制得很好,或不吃药而让血压忽低忽高,同样都会使脑细胞慢慢地流失,也就是会使大脑逐渐萎缩。这只是一个观察到的结果,目前尚没有人对此提出解释。

大脑是需要氧气最多的器官,只要几分钟的缺氧就会造成脑死亡。因此,脑细胞逐渐死亡,恐怕是长期供氧不足所导致的。

中医的理论一直认为高血压是肝阳上亢,虽然也有其他分型,但在大多文献中肝阳上亢似乎就是主要病因。有了一个诊断,就能提出治疗方法。但是各种降肝火的药剂在实践中都无法真正治疗高血压,甚至连短暂降低血压的效果也不及西药。依据诊断而来的处方,居然没有明显效果,如果不肯承认是诊断错误,结论就该是中医不是实证科学,中医之诊断学、方剂学都是神话,根本没有逻辑可言。如果是这样,那对中医之伤害可就大了。

经过我们二十多年来的研究,自起始就认为高血压是虚证,是缺氧之症,任何重要器官,大脑、肾脏、肝、脾……只要缺氧就会产生高血压。这与自来水供水的道理是一样的,供水不足就要加压。

在最近的研究中,我们更找到了与西方医学殊途同归的发现。西方医学对高血压的研究发现了增强指数,当我们分析增强指数所对应的共振脉诊频谱时,发现与我们的高血压是器官缺氧的推论是一致的。增强指数愈大,第四谐波即肺经之共振频率之振幅就愈小。这也就表示高血压越严重，肺的缺氧状态就越严重。越好的降血压药，对降低增强指数的效果越好，如以共振频谱分析，就是对肺经的共振频率之振幅提升越多。

那么过去的中医师所观察到的肝阳上亢又是怎么回事呢？其实这也是相关性研究的问题：有相关性，不一定有因果关系。两个相关系数高的事件，有很大的可能都是另一个其他原因的果，而互相之间却完全没有因果关系。就拿中医过去对高血压的诊断来看，高血压的确与肝阳上亢有极高的相关性，这个观察并没有错，但因而推论肝阳上亢是高血压之因，就错了。这一错几乎毁了中医的千年清誉。其实高血压及肝阳上亢都是肺虚的果，肺虚才是它们共同的因。因为氧气供应不足，所以血压会升上来以增加血液的运送量，以补救血液中含氧量之不足。因为氧气供应不足，一些新陈代谢的反应不能完全氧化，因而会产生毒素，再通过肝脏去解毒，从而造成了肝阳上亢。

其实西医也高明不了多少。血管硬化与高血压的相关性非常高，所以血管硬化一直被西医认为是高血压的因。但从目前流行的增强指数的研究来看，不论高血压或血管硬化，都是果而不是因。

至于产生高血压的真正原因至今不明确。西医把九成多的高血压病人分类为原发性高血压，虽然有个病名的分类，但其意义就是不明原因，是自然而然就产生的高血压。

从共振循环理论来看，血管硬化固然对生命构成了威胁，但是血管硬化，恐怕也不是高血压的因，而是高血压的果。因

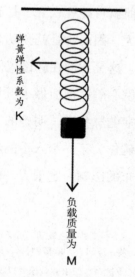

弹簧弹性系数为K

负载质量为M

图 6.1　血管共振方程式

181

为缺氧，血压上升了，由血管的共振方程式①可知，一旦血管半径因为血压上升而变大，血管上之张力就会呈 U 形向上增加（K 变大），此时为了维持共振之特性，血管壁只好增生变厚，以增加血管壁的质量，平衡血管张力非线性的变大，从而维持血管的共振特性，以维持血管是血液压力波导波管的特性，进而维持血液之运送。所以血管硬化也应是血压升高的果。

⋧ 心血管病的成因

心血管病是人类死亡率最高的疾病之一，尤其是心血管阻塞（即心肌梗死）更是人人谈之色变。它常常在没有任何预兆的情况下突然发作，而一旦发作，病人即便侥幸不死，也要去掉半条命。因为心肌是无法再生的，一旦部分心血管阻塞，血液无法通过，为这部分血管供血的心肌就可能死亡。于是心肌就会变少，而每个心肌的平均负担也就必然变大，因而心脏就会动力不足，也更容易因为过劳而再次发作。

这是我们在脉诊仪硬件制作完成后第一个专注研究的病。我在台大医院心脏科前后做了五年多的会诊，观测了千余人次的脉诊，不仅对此病症的脉象有了明确的了解，也对经络理论有了更大的信心。当时选这个病作为第一个入手的研究是有思路的：这个病会立即致死，其对血液分布的影响一定很大，而心脏又是血液循环的主宰，心脏的重病体现在

---

① 径向共振之波动，可简化为一个弹簧摆，弹簧之长度为血管之半径 r，因为血管变大后，有张力将 r 拉回去，就像弹簧一样，所以可以比拟为弹性系数 K，而血管之单位质量可比拟为所负载之质量 M。如果弹簧摆要以相同频率 $f = \frac{1}{2\pi}\sqrt{\frac{K}{M}}$ 振动，当 K 变大时，M 也要变大。即当血压上升时 r 变大，则 K 变大，所以 M 也要变大。

脉象上一定会有显著的变化。

这个状态可能就是古人所说的"病入膏肓"。我们在比对了一百多位病人的脉象后发现，血液的堵塞点常在中焦（肺经与膀胱经的交会点）附近，也就是在在中医所谓膏肓之附近。

这个病的脉象与病毒入侵的脉象正好相反。病毒入侵会抑制身体之抵抗力，因而第三、六、九谐波的能量会下降，身体为了自救，便派"重兵"驻守心脏及肺脏，也就是中焦膀胱经，因而第四及第七谐波的能量会变大。

心血管阻塞则是身体向心脏供血的能量被抑制了，也就是中焦膀胱经的能量变小了。而身体就把第三、六、九谐波，即代表全身运行之气的三个经络的能量加强，以资补救。

这个有趣而相反的脉象，几乎是同时发现的。我们虽然只专心研究心肌梗死的病人，但有一些病人在接受长期观察期间无可避免地得了感冒。有趣的是，这些病人原来心肌梗死的脉象非常清楚，可在感冒后，其脉象反而"回复"了正常人的脉象。这让我们觉得很奇怪，于是我们就对此现象进行了关注。

后来我们又测量了许多感冒病人，只有感冒而没有其他已知病痛的病人，就发现了标准的第四谐波、第七谐波能量变大，而第三、六、九谐波能量变小的感冒脉象。我们也同时认定，心肌梗死的脉象与此相反。所以心肌梗死病人的脉象，在感冒或被其他病毒感染时是不太明确的，一旦感冒好了，脉象又回到标准的心肌梗死的脉象。

这个经验也提醒我们，望、闻、问、切四诊，一定要互相配合使用。虽然有了脉诊仪这个现代化的工具，脉诊可以更精准、客观地判断病情，不必再依靠手指的主观触觉，但是望、闻、问仍是不可或缺的补充手段。当心肌梗死的病人脉象比较趋近平脉时，如果其体力反而更差，同时有感冒的症状，我们仍可通过望、闻、问进行判断。一般而言，病毒感染对脉象的影响最大，身体会最优先进行处理，所以身体一旦感冒了，脉诊就不准确了。很多中医师都能以手指分辨严重的病毒感染，因而能告知您感冒了。一旦脉象为感冒之脉，其他的细微疾病，不仅用手指不能辨别，脉诊仪也会受到干扰，从而失去一些更精细明确的诊断能力。

许多人长期受到病毒的感染，像慢性肝炎、甲状腺病变等等，第三、六、九谐波这些全身运行的能量长时间被压抑，不仅会使人体力不足，也会产生许多副作用。以前有位非常有名的明星教授，就一再被中医师诊断为感冒，而他的视力也逐年退化，终至失明。可是二十余年前，我们对长期病毒感染并不了解，虽然由脉诊知道他有病毒感染，而且三、六、九谐波之能量皆非常低下，但却不知如何着手救治，非常可惜。

有许多病毒，例如我们害怕的流感、艾滋、肝炎、埃博拉等，都是比较致命的，所以才有许多学者专门对此进行研究。其实可能仍有成千上万种我们尚未发现的病毒，在人类与自然之间进行传递，只是它们的伤害很低，没有受到人们的重视，也就未能深加探究。但由脉诊仍可看到许多人有受到病毒感染的脉象。他们表面上会有体力不足、没有活力、面有病容的状况，但认真地去做体检，却又查不出什么特别的病。若第三、六、九谐波的能量长期受到压制，人体不仅抵抗其他病原的能力低下，其各种生理功能也会变差，至于是否会引起其他并发症，甚至过劳死，都是未来研究的好课题。而由脉诊于早期发现的慢性病原，不论是什么病毒，都可能通过增强免疫力加以治疗。

在研究心肌梗死时，为了找寻血流堵塞的部位，我们找到了膏肓的位置，病患在此位置附近的穴道，都会有瘀堵现象，且呈黑色或暗红色。由此观察我们更肯定了中焦是第四谐波，而膀胱经是第七谐波的想法。同时，这一现象也提示了经络及脏象的观念，给出了内脏疾病可以外治的可能。所以要治疗心肌梗死，一方面要服用增强第四及第七谐波能量的归经药物，同时也要以外治的方式，将在膏肓附近穴道的瘀堵化去，如此就能很快改善病况，再经由脉诊追踪治疗就能痊愈。而脉诊也可以做这方面的健康检查，只要发现有些堵塞了，就能提早治疗，消去隐患。

在研究心肌梗死的脉象时，我们有许多意外的发现。有病人心口痛，以为是心肌梗死，结果脉诊一看，是胃经（第五谐波）有病。当心脏力量不够时，会减少送往胃经的血流，所以心脏不好的人，常常胃不舒服，其实这是生理的保护机制。胃经与胃口有关。胃经供血不足，胃口就不好，吃得也就少了；吃得少就会降低体重；体重降了以后，心脏的负担也就减轻了，如此就保护了心脏。

我们发现胃经是第五谐波也有一个故事。

黄民德大国手的夫人胡秀卿女士也是有名的中医师。有一次她召集女中医开学术会议，我受邀去演讲，于是就带了脉诊仪前去收集资料。那天在饭前有个酒会，我们就做了三十多人次的脉诊，也有些人同时测了饮酒前及饮酒后的脉象。当时就发现，所有喝过酒的人，第五谐波都升高了。仔细一想，饭前饮酒就是为了增加胃口，"开胃酒"的说法也流传已久。我们以脉诊只用了半天，就得到了直接的证据，也从此认定第五谐波是胃经的共振频率。孕妇也有相同的脉象。孕妇的胃脉会增强，如果胃脉没增强，反而变弱，就会失去胃口，进而害喜。

心脏衰弱的人，一个明显的状况就是手脚容易扭伤。一个人如果一下子手指扭伤了，过一阵子又是脚踝崴到了，就要考虑一下心脏是否有问题了。如果手脚常常如此受伤，应该多做温和而重复的运动来加强心肺功能，例如走路、甩手等都是很好的运动。其实从这些扭伤的部位，也可以认识各个经络的共振频率，例如由食指扭伤，可以知道大肠经是第八谐波。

我们在做心脏功能研究的同时，也发现了落枕的脉象。通过脉诊我们发现落枕的人在中焦、第七谐波及第九谐波上的能量不足。于是，我们在背上找瘀堵之所在，就发现在膏肓附近，也就是在膀胱经与三焦经之交会点之处有瘀堵。为了证实这种关联，我们就先以外治的方法由瘀点沿着膀胱经先去瘀，症状果然好了一些；然后再由瘀点沿着三焦经去瘀，不到半小时，症状已清除大半；再做些柔软的运动落枕就全好了。这个研究做了几次之后，我们也就认定三焦经的共振频率是第九谐波。

水的漫舞

人体的运作之舞 第一章

≈ 我健康吗

"我健康吗？"这可是许多人的问题，但是答案要怎么找呢？

你可以到医院做健康检查，抽血，照 X 光，做超声波，甚至做核磁共振、正电子发射断层成像，等等。西医定义的健康是由成百上千的标准值建构的：身高有正常范围，相对地，体重、头围、腰围也有正常范围，甚至骨头的长、宽、高都有正常的范围。此外，肝有正常的形状，肺也有正常的形状，其数值变化还比较缓慢，血液中的成分、电解质、微量元素、激素等，其数值变化就比较快了。如果上述各种指标数值林林总总都在正常范围，这下可算是"健康"了！

但是许多人仍会抱怨：虽然一切数值都在正常范围内，可是我总觉得不舒服。健康的人也会不舒服吗？你可能是交感神经失调、焦虑症，于是一些无法理解的新名词就被强加在我们身上。

生在 21 世纪的我们，除了孩童、青少年以外，很少有人自觉是全然健康的，尤其是年过四十以后，不是这儿酸就是那儿痛，晚上睡不好，白天没精神。我们的健康检查报告与我们亲身的感觉怎么会差那么多呢？虽然中医的脉诊可以看到我们的病灶，甚至病因，但是气终究是个玄之又玄的概念，有能让我们更容易了解，甚至自行测量、自我评估健康状况的指标吗？

⇗ 水肿与老化的关系

　　我们常听说身体不好的人体质偏酸，像慢性病人、癌症病人等，他们的身体组织就多是酸性的。而大家一再强调的排毒，多是排出农药、重金属等因环境污染产生的毒素。这些毒素如果累积，一定会造成身体中毒。可是一些身体衰弱的病人身体变酸，又与这些毒素有何关联呢？我们也常听说自由基——也就是除了钾、钠、氯等身上必需的离子之外的其他一些离子，尤其是活性高的离子，是细胞病变的元凶。到底身体中有哪些有害的自由基？最大量的有害自由基又是什么离子？而毒素、自由基、体质变酸和我们即将谈到的水肿之间又有什么关联？

　　以心脏衰弱的病人为例。所有心脏衰弱的病人，心脏输出不足，几乎都会导致水肿。依据美国经典教材《医学生理学》的解释，心脏衰竭病人之水肿由几个原因造成：第一，心脏无法正常运作，无法将血由静脉送回动脉，导致静脉血压、微血管血压都随之上升；第二，动脉血压下降，因而降低了泌尿系统排出水与盐的能力；第三，流至肾脏的血流减少，导致肾素分泌，肾素又促进血液中的升压素之生成，引起肾上腺素分泌醛固酮（aldosterone），最后升压素与醛固酮直接导致肾脏保留更多的水与盐。这些综合因素造成了心脏衰竭者之水肿现象。其实不只是心脏衰竭的病人，其他的病人只要轻微局部受伤，都会造成局部水肿现象。

　　水肿似乎是组织变弱或局部供血不足的共同现象，那么不论你身上有什么毒素或疾病，只要身体虚弱，就容易引起水肿。心脏衰竭是极端的全身供血不足，引起的是全身性的急性水肿。同理，局部的供血不足，就会引起局部的水肿。这种水肿有共通性，只要哪里供血不足，哪里就会引起水肿。

在正常的老化——也就是没有外力打伤、毒素中毒、外在诱因、情绪变化、压力增大等导致急性老化的情况下，随着年龄的增长、各种机能的逐渐退化，我们会自然而然地老化，这多与水肿有着很高的相关性。换句话说，自然老化就像是慢性的心脏衰竭，心血管系统逐渐老化，而分期地走完心脏衰竭的过程。

如果我们能多了解一些局部的水肿——也就是局部自然老化——的原因及发展的规律，对我们维护健康、促进健康都将会有极大的帮助。

ᗜ 血循环之再探

让我们一点一点来分析、推论。气血两虚，这是中医对自然产生的衰弱最常用的描述。然而，气是什么？血是什么？虚又是什么？

水肿会发生，一定是水被滞留在组织之中无法被顺利带走而造成的。人体内部不断送水到组织去的是血管，血管把水加上溶解于其中的营养品，如氧气、激素、元素等引导至身体各部位。这个分布绵密的血管网以最有效的分配方式，将这些充满营养成分的血送到每一个细胞。

在本系列图书的第一部《看懂经气脉络》中我们曾提到，心脏的功率不足 2 瓦，以这么小的能量，将七八升的血送到身体的每个组织，这是多么艰巨的工作。我们也提到了人体如何利用共振的原理，让循环系统成为最有效率的运输系统。

动脉是一张架在骨骼上的网子，骨骼的主干是脊椎骨，所以脊椎骨俗称"龙骨"，是所有血管及内脏的支撑。而脊椎本身又由两旁的肌

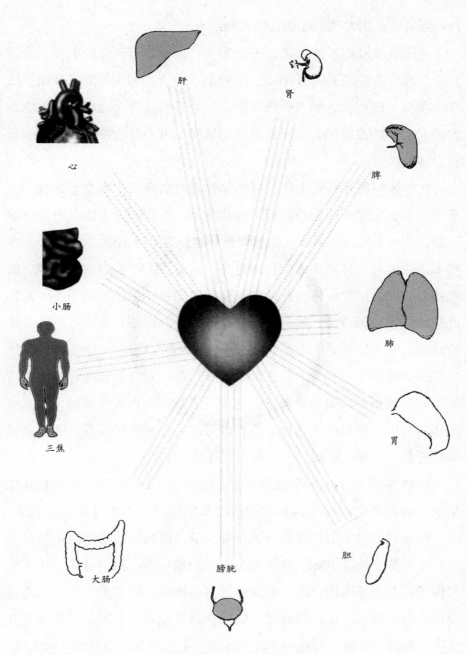

肝

肾

心

脾

小肠

肺

三焦

胃

大肠

膀胱

胆

图 1.1 在身体中展开的大网

肉拉紧固定，因此我们才能直挺挺地站着。

血管从心脏中延伸出来，一分为二，二分为四，愈分愈多，经过三十几次分叉，到了微血管时已有 30 亿个分支。血管网到了微循环已是一张绵密的网子，散布在身体中。如果只看血管而把身体其他组织拿掉，血管就像密度大了千百倍的蜘蛛网，以心脏为中心，最后分布全身各处。

在身体中展开这张大网，可不是件容易的事，心脏要怎么挂？又不能把心脏定住，因为心脏要不停地跳动。中间的分支也要有足够的支撑，才不会垮塌下来或互相纠缠在一起。更大的困难是 30 亿个分支要如何固定在身体之中。现代的电路、键盘、太阳能电池，最进步的是折叠式的，可以自由自在地卷起来；我们身体中的这张网子也是如此精妙，手、脚、腰、颈，都可以打折，可以运动，而且不影响血液的输送。愈高等的动物，网子中的圈圈结构愈发达。

这张网子以心脏为中心逐步地展开，我们先沿着脊椎骨内侧器官一个一个地来看。最先是肺脏，这个"风箱"负责氧气的吸入及二氧化碳的呼出，同时由于它极柔软，也可成为心脏的避震器。下面接续的是肝脏、胆囊、脾脏、胃、肾、大小肠。

1995 年诺贝尔生理学或医学奖的三位获得者发现，在胚胎发生早期，各种物种的横切面都被相同的基因决定，不论是果蝇、大象、人，还是老鼠的头部、颈部、胸部等，都是由相同的基因决定的。

胚胎发生的横切面，就像 X 光断层扫描一样，我们身体一片一片的横切面是由基因决定的，而身体的立体图像，则须把一片一片的剖面图，用正确的定位连接起来。如同我们在地球上要定位，必须要有经度，也要有纬度，而在体内，身体横切面便是我们的纬度（横）。但是如果只有纬度没有经度（纵），地球还是可以像魔术方块一样，可经由一轴之旋转而扭得乱七八糟。

心脏及循环系统在胚胎发生时，是最先成形的。又由于经络的走向都是纵向，因而我们推测，这些纵向的坐标——也就是纬线——是由经络决定的。如此一来，由基因定纬度、经络定经度，就可以把胚胎、每个器官、每个组织定位得清清楚楚；就像在地球上，有了经纬度，就能找到每一寸土地的位置。

在胚胎发生时，其最终成形应是基因与供血相互作用所造成的。所有的器官各有其共振频率，也就容易生长在主动脉上该频率振幅较大的位置，如此才能接收到足够的血液，也就是养分。而内脏的成形也受到这个共振特性的规范。结果是人肝、狗肝、牛肝、猪肝，其外形大同小异；人肾、狗肾、牛肾、猪肾，外形也大同小异。可是肝与肾却全然不同。不同物种的同类器官，不仅外形相似，其与大动脉相连的位置也相似。这恐怕不是只靠基因控管的。

﹖ "气"与"血"

这张非常复杂而又井然有序的大网——以基因为纬，经络为经——终于组成了。这张网运输的是血，而推动血前进的就是气。

所谓气行血，做个简单的比方，就像交流电一样：电压推动电流，电压在血液循环中为血压，而电流在血液循环中为血流。心脏泵出强烈的血流，就像发电机产生电流，经过升主动脉后，强烈的血流之压力会有所升高。只要网子内的压力存在，这张网子中若有任何缺口，都立刻会有血液喷出去。

血液循环系统还有一个按频率分配血压能量的功能，这是交流电

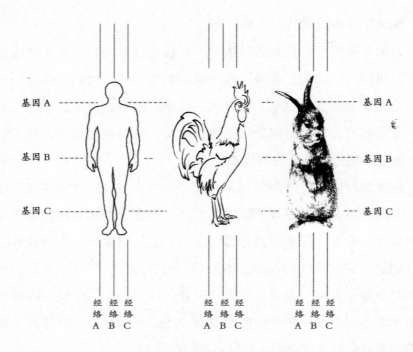

图 1.2　由基因定纬度、经络定经度，就可以把胚胎、每个器官、每个组织定位得清清楚楚

系统所没有的。不同频率的血压波与不同器官及经络共振，就可更有效地将压力波能量送过去。

　　在气功师父的表演场，他常常叫你将注意力集中于你的右手食指，专心想个三五分钟，再与你的左手食指相比。你会发现你的右手食指居然胀了一些。其实这就是血液压力增大后的必然现象，男性的勃起是最典型的例子。所有的身体组织只要压力增大都会变得饱满。所以中医望诊时，常常会看病患脸上有没有下陷，或有没有血色，那都是气充足与否的表现。

⇒ 各种气的感觉

"一切唯心造"，这是佛陀的开示，其实这一句也是科学事实。

我们所有的感觉，眼、耳、鼻、舌、身，哪样不是依靠"心"——也就是神经系统——去感知的？所以一些所谓气感——酸、麻、胀、痛等，也不过是神经系统在缺血或供血充足时所产生的必然反应。

气要走得顺，骨架要撑好，就像送电一样，电线杆要竖好并且电线要挂好。所以脊椎骨是大旗杆，骨盆是基座，肩膀是挂线的支架，都是非常重要的。这些是我们可以很容易就注意到并且应该加强维护的重点。

这张网子架好了之后，最末端的 30 亿个分支如何固定在身上，这是另一个新问题的开始。当我们想到这里，就不禁要问，血液又是如何回收到心脏来的？

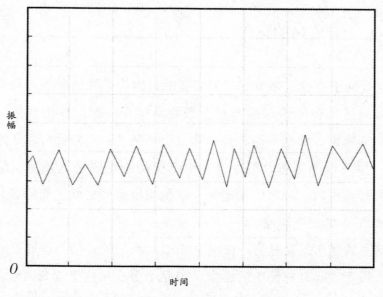

图 1.3　养生之气是一种谐波，会改善循环

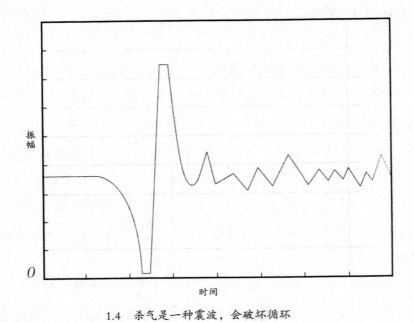

1.4 杀气是一种震波，会破坏循环

⇒ 30 亿个分支网的运作

这张网子有这么多分支是有必要的，因为血液需要流入每个细胞中去。网子的末端深深地与每个细胞纠缠在一起，你侬我侬，微血管埋在细胞里，细胞拥抱着微血管。于是氧气、养分就可以穿过微血管那一层薄薄的细胞，再穿过各个细胞的细胞膜进入细胞，提供补给，同时将废料、废气收集起来。细胞与微血管之间，间隔着几个 Å（$\text{Å}=10^{-10}\text{m}$）的细胞间隙。

网子的尽头，又是另一张完全相似的网子的开端。静脉是动脉的影子，或者说是动脉镜中的影像。30 亿个分支从这里逐渐回缩，最后回到心脏的右心室。静脉是废料废气的回收通道，与动脉几乎是完全对称的（镜中之像）。这一回收的过程，难免有"漏网之鱼"，那就得靠淋巴系统来回收了。

人体超过 70% 的血液都在静脉中，只有不到 30% 在动脉中。血的总重量约为体重的十分之一，所以 60 千克的人，有大约 6 升的血，而其中约有 4.5 升在静脉淋巴，约 1.5 升在动脉之中。这个分配看似效率很低，70% 以上的血放在没有用处的静脉之中，但其实这是节省能量的做法。

这张网包含两组子网，如果加上淋巴就是三组子网，而它们唯一的能源，就来源于心脏的跳动。心脏只有 1.7 瓦的功率，要把有 30 亿分支的网都推动是很难想象的。

动脉的这张网利用共振这种最具效率的方式进行输送，但到了静脉端，能量已消耗殆尽，此时就主要依靠防止回流的瓣膜了。瓣膜推动回流的动力则依靠静脉附近肌肉、皮肤等的运动或震动，以运动或震动来推动血液，由一个瓣膜回流到下一个瓣膜。就像船在运河中，要由低水位的水面驶向高水位的水面，只能一小段一小段地调整水位，造成局部的水位差。在这个设计之下，船不需要动力，只要移动栅栏

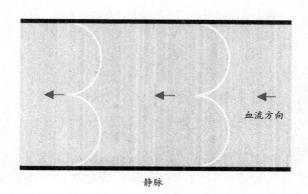

静脉

图 1.5　静脉血流图

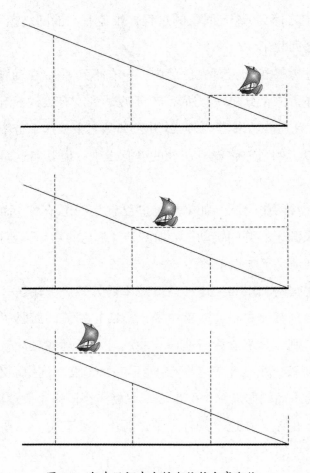

图 1.6　船在运河中由低水位航向高水位

（瓣膜）即可，但是却要有很多的水（血）。如果不多存放些血在这里，静脉的回流就很容易中断，而心脏如果没有血液回流进入右心室，那可是死路一条。如要节省血液就必须增加动力，把血液由静脉压回来，这样心脏可能需要现有功率 10 倍的功率。

　　在节省能量与节省血液的两难之间，演化选择了节省能量，由此看来节省能量在演化中是最优先的选择。

❧ 能量医学的观点

由能量的立场来看生理学或医学是一个很有效的途径，就像我们分析汽车怎么能开上路，飞机怎么能在天上飞一样，其实这都是需要能量的。飞机、汽车烧的是油，助燃的是氧，废气是水及二氧化碳。一辆车子要顺利运行，要有送油的管道、送氧的管道，而引擎燃烧油产生能量之后，要送去车轮使其运转，并清除产生的废料，随后继续注入油、加氧、再燃烧，产生源源不绝的能量。

当然人体复杂多了，但也简单多了。

这话怎么说？人不论是手、脚，还是其他部位，都是由肉、骨、毛做成的，这些看似不同的东西，却都是由细胞演化的。但是，演化了那么久还是没有演化出铁手、钛脚，由此看来人体也很简单。但是人的每个细胞都是有生命的单元，同样要送"油"、送氧、燃烧、排出废料，否则就不能生存。而人体又是由数以亿计的生命单元体细胞所组成的，这些单元体虽有相同的基因，却又特化成不同的功能，如此看来人体又比机器复杂多了。

循环系统是一组特化的组织，负责将血液送到细胞中去，又将细胞新陈代谢的废料回收，排出去。

❧ 人体的排废料系统

一个可以持续周转的系统，一定不能让废料堆积。汽车要排废气，都市要收垃圾、排污水，否则它们一定会停摆。

细胞的废料处理是如何进行的？就像垃圾回收车、污水下水道一样，这可不是都市光鲜亮丽的一面，但却不可或缺。

细胞将血液带来的氧气用来氧化葡萄糖或脂肪，生成二氧化碳及水。二氧化碳被血液带往肺部，被我们呼出体外，同时我们又吸入氧气，让血液装满氧气，送到细胞中去。如此周而复始，生生不息。

如果我们是健康的，当然一切都好，但是，如果我们不是那么健康呢？

二氧化碳是毒

第二章

➣ 人体的下水道系统

这一章我们讨论的重点是废料处理，也就是二氧化碳（CO_2）的运送。氧气（O_2）会与血红素上面的铁原子结合，而血红素由四个蛋白质构成，由于它们的相互合作，所以氧气与血红素结合有加乘效果。要么，四个氧分子一起上，否则就一起下。这大大提高了氧气与血红素的结合能力，也大大提高了红细胞的送氧能力。这些知识在生物学中都教过，但是二氧化碳是如何回收的，知道的人就不多了。

血红素会与二氧化碳结合吗？

常识似乎是"氧气放出后，二氧化碳就取代了氧的位置，与血红素结合"，然后被红细胞循着静脉带回心脏来。真的是如此吗？二氧化碳是三个原子的分子，比两个原子的氧分子大多了，怎能挤进血红素并与铁原子结合呢？大家都听过一氧化碳（CO）中毒的案例，一年之中台湾地区总有十几起这类意外。一氧化碳也是有两个原子的分子，而碳原子比氧原子小一点点，所以一氧化碳与血红素中的铁原子的结合力非常强，甚至比氧气还强。因此一氧化碳中毒是非常危险的，即使氧气比一氧化碳多，血红素还是会满载一氧化碳而失去携带氧气的能力。如此一来，虽然医生提供了含高浓度氧的空气供病人呼吸，但如果血红素都被一氧化碳占满了，氧气还是无法"上车"，无法经由动脉血管送到各种组织去，组织也就因此而窒息致死了。

二氧化碳是身体生产能量时所产生的废气，就像汽车要有排气管一样，身体也要有"排气管"。汽车的废气一定就在引擎的燃烧室中产生，所以只要在引擎处接根管子，引导废气到车子后方，排出去，就大功告成了。可是身体有亿万个细胞，就有亿万个引擎，每个细胞都产生废气，这该如何是好？

因此身体的排废气系统就像下水道系统一样，各家有分管，逐渐接到大管，再接到主管，这才能处理、放流。人体中负责此项任务的是静脉系统。静脉系统将细胞中的废物收集、回流，送回心肺处理——可不是放流，而是再生，重新注入氧气及补给品后，又送到数以亿计的细胞去。一个好的排污水系统，废料要先经过处理才能送入下水道，以提高效率、减少阻塞。人体也是如此。

≈ 酸水的形成

细胞产生的废气二氧化碳，一定要由组织带走，这是最高指导原则，否则细胞就不能生存。二氧化碳有这么可怕吗？二氧化碳是人体中最常见也是量最大的废气。排毒！排毒！！排毒！！！最重要的就是要将这个大量产生的废气排出体外。

先反思一下，如果二氧化碳无法由静脉排出，在组织中会产生什么后果：

$$CO_2 + H_2O \rightarrow H_2CO_3 \quad H_2CO_3 \rightarrow H^+ + HCO_3^-$$

根据以上的化学式，细胞中，尤其是细胞间隙中如有 CO_2 的存在，就会因生成 H^+ 与 HCO_3^- 离子而变酸。

这里我们必须介绍一下渗透压。细胞膜是包围在细胞外围的一层膜，有了这层膜，细胞就有了内外之分；细胞内的是组成成分稳定的细胞质，外面的空间就各有不同。一般而言，细胞总是把好的东西留

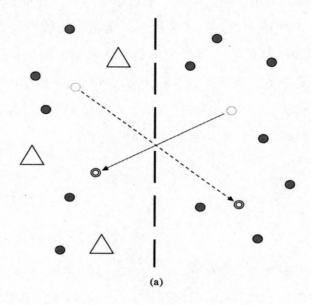

(a)

图 2.1　在小孔之两边，有大分子△与小分子●。大分子无法穿通过小孔，而小分子可以自由通过小孔（薄膜）。

如图（a），当左边的小分子由小孔进入右边（如◎）时，右边的小分子也会由右边到左边（如◎），因此小孔（薄膜）两边的分子数不会改变。

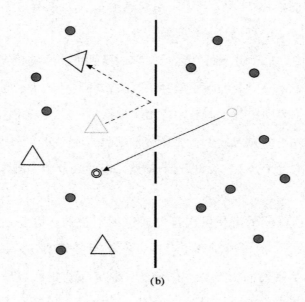

(b)

　　如图（b），左边之大分子△因不能通过小孔而弹回左边，而右边的小分子●却能通过小孔进入左边（如◎）。经过这个过程，左边就多了一个小分子。这个过程如果持续进行，则左边之小分子会愈来愈多，而大分子也没变少，因此总分子数会增加，也就是压力愈来愈大，直到因为左边小分子之数目太多，因而通过小孔的数目也增多，虽然大分子会被弹回来，但是过多的小分子使得通过小孔由左边进入右边的小分子也增多，最终达到左边到右边的小分子与右边到左边的小分子数目一样多，从而实现平衡。但此时左边因为总分子数增加，压力也随之变大，如此产生之压力就叫渗透压。

在细胞内，而把坏的东西排到细胞外。细胞膜就是这个隔绝体、城墙。细胞膜对小分子，尤其是最多的水分子（H_2O），就像城门开了个小口，是可以自由通行的；但是比较大的分子，多是有用的东西，细胞膜就不让它们溜出去了。至于二氧化碳和氧，因可溶解于细胞膜，所以可从"城墙"中直接穿"墙"而过。

在液体中，每个分子都在运动，它们撞到细胞膜的机会均等。但水分子是小分子，一撞上细胞膜就穿了过去，而其他的大分子则会被弹回来。如果细胞膜两边分子总数一样多，那么哪一边大分子多，哪一边的压力就会变大。因为大分子不能穿透细胞膜，而水分子能自由穿行，也就是会增加大分子多的一边的分子总数，使得大分子多的那一边因此压力变大。

CO_2 与 H_2O 分子都是可以自由通过细胞膜的，可是一旦它们变成了 H^+ 与 HCO_3^-，成了离子有了电性，就不能自由穿行了。又因为它们能吸引水分子吸附而变成较大的分子，且又带有电性，所以就更不能通过细胞膜的小口了。如此一来，H^+ 与 HCO_3^- 在哪边，哪边就会吸引更多水分子，进一步产生了积水。

细胞中有很多蛋白质大分子，加上其磷盐酸浓度为细胞外浓度的十几倍以上，pH 值非常稳定。但在细胞外的细胞间隙中，多是纤维、透明质酸及水泡，因此碳酸（H_2CO_3）就成为酸碱变化的主要角色，一旦 H^+ 与 HCO_3^- 在细胞间质的水泡中形成，由于突然大量增加了不能通过细胞膜的成分而破坏了原有的压力平衡，则水分子就会由微血管及细胞内渗到细胞间质中来，而让其中的水泡长大，同时也会变成酸性的。

这个变酸而又涨水的现象对身体的功能是有害的，人体在演化过程中就一直在对能抑制这个现象的各种功能进行优化。

➣ 水肿的五个阶段

不想让 H^+ 与 HCO_3^- 在细胞间质中产生，就要降低 CO_2 在组织中的浓度，并尽快地将它带走，让它到肺脏去，再通过呼吸排出体外。

CO_2 在微血管中的浓度与在细胞间质中的浓度是一样的，因为 CO_2 可自由穿过细胞膜。在微血管中有大量的红细胞，红细胞中又有大量的血红素，血红素中有一种酶，能迅速地把 CO_2 与 H_2O 结合成 H_2CO_3。如此一来，红细胞就可收容大量的 CO_2，从而降低微血管中的 CO_2 浓度。但是如果 H^+ 与 HCO_3^- 的浓度太高，溶液变酸，则化学反应就会反过来"生成 CO_2 与 H_2O"，那么此时红细胞就不能再收容更多的 CO_2 了。为增加收容 CO_2 的容量，血红素演化出了大量吸收 H^+ 之功能，将 H^+ 从红细胞的内部吸走，这样就抑制了红细胞之酸化，也就抑制了 CO_2 的产生。但是血红素对 H^+ 的吸收力终究有限度，一旦 H^+ 遇到了更多的 HCO_3^-，还是会生成 CO_2 的。

身体之中还有一种"泵"，能让身体中很多的 Cl^- 在红细胞之外，与红细胞之内的 HCO_3 交换。通过交换，大量 Cl^- 集中在红细胞之中，而 HCO_3^- 留在了红细胞的外面，跟随着红细胞一起流动。在将 CO_2 送出身体的过程中，跟随着红细胞流动的 HCO_3^- 带走了大量的 CO_2。而 $HCl \rightarrow H^+ + Cl^-$ 的平衡酸度是1，所以红细胞中又可容纳更多的 H^+，从而让红细胞之外的微血管不酸化，也就可以容纳更多的 HCO_3^- 了。

上述种种方法，都是我们的身体为了不让组织酸化进而引发水肿而演化出的机制，我们可以了解到我们的身体是多么努力来阻止水肿的发生。当然这也是我们的身体演化了千百万年之后所选出的最佳机制。

但是，如果血流停滞了，红细胞没有流动，不能经由静脉回流，而这个装满酸的小球已经饱和了，又没有"援兵"——新的血红素——前

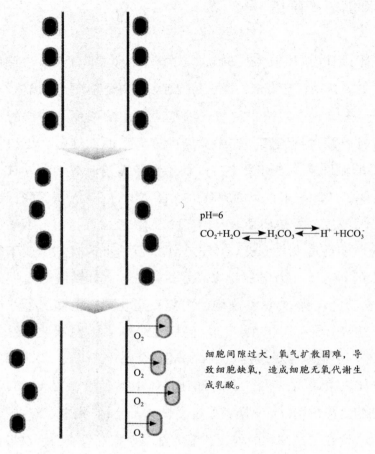

pH=6

$$CO_2+H_2O \rightleftharpoons H_2CO_3 \rightleftharpoons H^+ +HCO_3^-$$

O$_2$

O$_2$

O$_2$

O$_2$

细胞间隙过大，氧气扩散困难，导致细胞缺氧，造成细胞无氧代谢生成乳酸。

图 2.2

来，那么 CO_2 便送不走了，组织就会开始酸化涨水。这是第一阶段的水肿，这时组织中的酸度可能达到 pKa=6.1 左右。

如果新血仍不来，组织下一阶段的能量就只能依靠无氧代谢了，那就是葡萄糖不再燃烧产生 CO_2 与 H_2O，而只能变成二分子的乳酸。这些反应是在细胞内发生的，而乳酸（pKa=3.8）将使组织更加酸化到 pH=4 左右，同时进入第二阶段的水肿。

如果新血仍不来，组织的能量无以为继，细胞膜的电压就会因不能维持而变小了。这时神经细胞就会失去稳定度。所谓交感神经失调、焦虑、易怒、失眠等问题，也都将发生，这是水肿的第三阶段。

如果再恶化，细胞膜开始漏液，蛋白质开始流出，这就是一般人们所熟悉的水肿了，这是第四阶段。如果更恶化，细胞就溶解了，那是第五阶段。

我们俗称的水肿多已到了第四阶段，这时皮肤下都是水液，压下去就弹不回来了。

但是站在保健的立场，我们的防线应该设在第一阶段。而我和同事们会发现第一阶段的水肿，其实是一个偶然，也是一个意外。当时我们正在研究如何以非侵入方法测量血糖，结果台风来袭，忽然之间，所有人的数据都乱了，但经过一个多月的分析，我们发现只要天气一好，一切又都会恢复正常。我们都听说过，一刮风下雨，老骨头就酸痛，这是大家都感觉得到的。凡是受过伤、不健康的地方，只要阴天下雨就会酸痛。

因此，我们在仔细分析之后发现，只要新血供应不足，组织就会酸化涨水，也就是第一阶段的水肿。这可是潮来潮去，来得快，一旦新血到了，去得也急，是完全可逆的。

天气是大环境，大环境改变时身体也会跟着调整。四季变化会影响人的循环：在冬天天气冷时，为了保暖，血液流动就会偏重于内，流注内脏骨骼多些，皮肤腠理少些；到了夏天，天气热了，血液流动就会偏重于外，流注皮肤腠理多些，内脏骨骼少些。这是四季脉象的变化，也是按时令进补、作息的根据。

刮风、下雨时气压低，湿气重。换言之，气压低是空气的总量变少了，湿气重就是空气中的水蒸气多了。气压低、湿气重，也就是空气少了，而其中又混了许多水蒸气，所以氧气就更稀少了。大家都知道高原反应，到了海拔较高的地方，因为空气少了（气压低），氧气密度降低，人体就会出现各种症状，甚至可能因脑水肿、肺水肿而死亡，这是急性的缺氧症状。

在氧气不足时，如果身体挺得住，我们会很自然地进行深呼吸以多吸些氧气进来；此时我们身体中的红细胞的制造也会加速，血液中红细胞增多了，运送氧气的能力也就增强了。运动员在高海拔地区训练就利用这个原理以增加体能的。但如果身体一时反应不及，就会老骨头酸痛，这种感觉则说明身体此时已进入第一阶段的水肿了。

当我们有了测量仪器后，发现只要把手指的血液以外力阻断约20秒钟，就可明确地量到手指中水的含量显著增加。同理可以推论，太紧的衣裤、太紧的空间、不好的椅子都可能引发这种现象现象。

≫ 中医中的水肿与水毒

这个由排出二氧化碳能力不足所产生的生理难题，在中医的典籍中有记载吗？

我们找了《内经》，在《素问·水热穴论篇第六十一》中有记载：

> 黄帝问曰：少阴何以主肾？肾何以主水？岐伯对曰：肾者，至阴也，至阴者，盛水也。肺者，太阴也，少阴者，冬脉也。故其本在肾，其末在肺，皆积水也。帝曰：肾何以能聚水而生病？岐伯曰：肾者，胃之关也，关门不利，故聚水而从其类也……地气上者属于肾而生水液也。

《内经》已知道肾脏是水肿的主要来源，因为肺主皮毛，且可以表现在皮肤之下。

而实用的例子多在《伤寒论》之中，例如《伤寒论·辨太阳病脉证并治中第六》：

> 伤寒表不解，心下有水气，干呕发热而咳，或渴，或利，或噎，或小便不利，少腹满，或喘者，小青龙汤主之。

另一个提到由水到病的：

> 少阴病，二三日不已，至四五日，腹痛、小便不利、四肢沉重疼痛、自下利者，此为有水气。（《辨少阴病脉证并治第十一》）

其他如《伤寒论·辨太阳病脉证并治下第七》：

> 伤寒十余日……但结胸无大热者，此为水结在胸胁也，但头微汗出者，大陷胸汤主之。

《难经》：

> 四十九难曰：有正经自病，有五邪所伤，何以别之？……久坐湿地，强力入水则伤肾……何谓五邪？然：有中风，有伤暑，有饮食劳倦，有伤寒，有中湿。

反倒在日本人大冢敬节所著的《皇汉医药诀》中找到一些有趣的

论述。在其第一编《病证学》第四章《水毒》中有：

> 汉法医学，有所谓水毒，此狭义之解释则为咯痰，是非生
> 理的体液之总称，可为至当。虽然所谓水毒，何因而停滞乎，
> 虽研究发达之西医尚不能明了此理，大抵以排出身体中所发生之
> 老废物。

大冢敬节又进一步说明"痰之意义"：

> 古书怪病为痰，此痰即为淡，汉法医学有所谓水毒之意，此
> 以狭义解释则为咯痰，就是非生理的体液之总称，可为至当，又
> 古书称湿家平生之痰，即为多水毒之人。有皮肤呼吸器、泌尿器
> 及消化器，此种器能，如有略生障碍，而其他之器官，不得十分
> 代偿时，其必然之结果，致成水毒之停滞，为理之当然也。
>
> 据今之西洋医报，人体 60%～70% 为水，其中 4.7% 包含于
> 血液中，56.8% 包含于筋肉中，6.66% 包含于皮肤中，而为健康体，
> 则保持此等之调节也。
>
> 然则此等之调节，一朝有破坏时，其水分仍留于体内，或与
> 热结，或与血毒合，或混于食毒，以致停顿于各处，而为水毒之
> 主因，其停滞之部分及病状有如何之差异，分类如下。
>
> 饮亦有水毒之意，在名医方考，稀者则曰饮，稠者则曰痰，
> 有此二者之区别，然则谈饮云者，为留饮之意，今见胃下垂症、
> 胃扩张等，谓之胃内饮水，水悬饮为留水于胸下而有引痛者，适
> 与今之湿性肋膜炎及肺炎相当。溢饮今日所谓水肿，在《金匮要
> 略》，则为饮水流行，归于四肢，当汗出而不汗出，身体疼重，谓

之溢饮。支饮，为水停心下，气息喘满者，适与气管支炎及喘息等种种相当，而所谓伏饮，则为水毒潜伏，当观其他之外证，脉状，（脉多沉紧）腹证等，而可知其病之所在矣。

田家五行，六月有水，谓之贼水，为不当有也。水毒，即为不可有之贼水，停滞之处，成非生理的体液，此病之原因，有三个机转：第一，因水毒自身有毒素致起自己之中毒症；第二，浸润于全身之组织，使减弱其机能，且使组织膨化弛缓，容易细菌之浸入及繁殖；第三，若水毒之停滞及于高度，因物理的作用，致于诸种脏器，起压迫症状。故在《皇汉医学》，排除水毒有诸种之药剂，就其见证，以用发汗剂，有时用利尿剂或吐剂及泻下剂，于此各从其皮肤、泌尿器及消化器，各各排泄之。例如因为皮肤排泄障碍，发为水毒停滞，而成头痛喘鸣者，当以发汗之麻黄汤治之。又如同样之症，致起下痢者，当用发汗之葛根汤救之。或因停水于胃内，其毒上冲犯脑，致呈神经衰弱症状者，则当用苓桂木甘汤，除去胃内之水毒，症状即能全治。各从其证，施以适当之方，水毒既得排除，疾病亦即消退，然当临床之际，其因本于单纯之水毒，而为疾患者，殊不多见，最普通者，为与瘀血结合，或与食毒并合，呈为复杂之症状，故此种治疗，亦非简单之事也。

这是我能找到的中医图书资料中，对水毒描写最传神的。

➢ 排毒就是排出含二氧化碳的酸水

当细胞间质中有碳酸根（HCO_3^-）及氢离子（H^+），就会因为渗透压变化而积水，加大细胞间质之空间，使运送氧气到细胞发生困难，进而导致细胞被迫进行无氧代谢而产生乳酸。因为乳酸可以自由出入细胞膜，所以细胞间质中之乳酸含量也随之上升。此时在细胞间质中之乳酸可解离为 H^+ 与乳酸根，故渗透压会大大降低，从而引来更多的水液进入细胞间质，使细胞间质进一步酸化，进一步水肿。此时，细胞间质之 pH 值为 4 上下。这是第二阶段的酸化，同时会使水肿进一步恶化。此时如果开始供应新鲜血液，组织仍能在几分钟之内自静脉带走乳酸，带走二氧化碳，将酸性的细胞质中和为微碱性，pH 值便会回到 7.4 并消弭水肿。

但如果新血仍不来，则体液继续变酸，水肿也愈来愈扩大，细胞内的能量（ATP）也供应不继，钾离子的交换也无法进行，细胞膜电压将愈变愈高，由 −200 毫伏左右，变成 −100 多毫伏，甚至高于 −100 毫伏。此时细胞的稳定度就会严重受损，尤其是神经细胞，这个最需要 ATP 来维持细胞膜电压的细胞就会不稳定。所谓交感神经失调、焦虑、失眠等精神上耗弱的症状，就容易发生在这种生理状态之下。风吹草动就心神不宁，杯弓蛇影、疑神疑鬼。而且这种症状会恶性循环，愈是心神不宁，神经就愈运作，细胞膜电压就愈高，神经细胞的稳定度也就愈差。

这种细胞间质的水肿到这个阶段为止，都很容易恢复，只要血流顺畅带来氧气，带走二氧化碳，有新的氧气提供给线粒体生成新的 ATP，几个小时后就能恢复如常。酸性的水肿由静脉血带走，细胞膜电压下降并恢复正常的稳定态，人也就神清气爽了。

这个阶段的水肿最容易发生在头部，其他如关节、肌肉深部也是最容易积酸水的病灶。这是因为二氧化碳是很容易在细胞间游走的，而头部又是二氧化碳产量最高的地方。皮肤是不会产生这种酸水的，酸水到这里会直接穿过表皮流到空气中去。浅层的腠理有汗腺可以帮助排酸，就像肾小球一样，把酸与水一起用出汗的方式排出了。

第一、第二、第三阶段的水肿都不容易通过外表被发现，即使全身都发酸了，仍很难在皮肤下看到积水。要到了细胞膜漏了的时候，一些大分子从细胞中漏出来，堵在细胞间质中，此时的水肿状态就很明显了，水肿已进入第四阶段了。如果更严重，细胞就死亡溶解了。长时间的压迫会造成横纹肌溶解，其实不只是横纹肌，细胞要死的时候都会溶解。

这个第一、第二、第三阶段的酸化及水肿，是保健最重要的功课，然而这并没有引起现代医学的注意。我们则是在研究身体组织的光谱时，意外地发现了这些水肿的现象。

由于二氧化碳是废料，也是身体所产生的最大量的毒素，以此为出发点，我们来做一些推论。

血红素是带走二氧化碳的主要载具，所以贫血的人容易水肿，女性也比较容易水肿，尤其是在生理期，因为女性血红素的平均值为12，而男性为14。

排毒，从中医角度来说，是将身体内有毒、有害的物质排出体外，而这种物质主要就是含二氧化碳的酸水。很多胖子，身体肿肿的，号称喝水也会胖，这可能是真的，因为他们在遗传上可能有些弱点。例如红细胞中催化二氧化碳与水结合的酶的效率不彰，进而将二氧化碳收集凝聚在红细胞中的功能就变差，因而无法与正常人一样有效地排出二氧化碳。也可能是红细胞细胞膜上的氯离子与碳酸氢根的交换的效率不如一般人，因而红细胞四周收集凝聚二氧化碳的效率也会变差，导致身体容易变酸水肿。这两种变异都可能造成遗传性的水肿肥胖。

由 ATP 驱动之主动运输，将 Na⁺ 由细胞内送到细胞外，将 K⁺ 由细胞外送进细胞内。

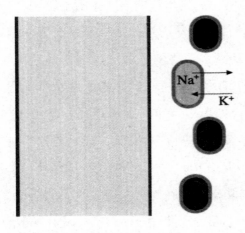

细胞能量不足（ATP 不够），会造成钾离子、钠离子在细胞内外之浓度无法维持，进而造成细胞膜电压差变小，细胞各种功能退化，更会使神经细胞因容易冲动，情绪不稳定而失调。

图 2.3

二氧化碳在体内堆积，如不清除则水肿会继续扩大，造成整块组织的酸化，进而使其丧失功能，甚至溶解。水肿更会造成细胞间质空间变大，使细胞与细胞、细胞与微血管间之交通变得困难，营养的交换、废物的排出，也都会逐渐变得更困难。

细胞间质是没有什么抵抗力的，如果成了一个大空间，很容易成为细菌或病毒盘踞的地方。细菌、病毒由此繁殖、扩散，会造成严重的疾病；或是细菌、病毒长期盘踞此地，不断散发毒素，使得器官功能退化，组织酸化发炎，细胞衰弱、突变，进而出现各种老化的现象，甚至诱发癌症、脑卒中等。各种可怕的疾病都会随着酸化水肿的程度而被引发。

由此看来，人的老化就是始于酸化，我们要战胜衰老，就要守住这第一道防线。

减水肿计划 第三章

我们可由身体的新陈代谢来了解一下二氧化碳的来源。

所有的营养成分，在身体代谢时，只要是含碳的最终就会变成二氧化碳，如含氢则会变成水。这个氧化的过程与在自然界中的燃烧并没有两样，只是生理上这个过程是缓慢而有秩序的。因为在生理上，我们经由这缓慢而有序的燃烧可以产生最多的ATP，也就是以自由能的形式转换最少的热能，这与汽油转换燃烧驱动汽车一样，可能有40%的能量是可以使用的，即由引擎转换成汽车的动能，而剩下60%的能量就以热的形式随着二氧化碳及水等废气一起排出去。

生理上，我们生产ATP作为自由能，这个ATP可以自由地转换来做生理上任何需要能量的工作。所以生成的ATP就像促使汽车往前开的动能一样是有用的能量，而产生的热能——二氧化碳及水——就是废料了，一样需要排出。其中二氧化碳需要红细胞携带，循着静脉回流到心脏，再由肺脏或肾脏排出体外。

≈ 脂肪是比碳水化合物更好的能量来源

身体中常用的燃料有两大类，一类是碳水化合物[①]，一类是脂肪[②]。碳

---

① 亦称糖类或淀粉类。碳水化合物包括供身体能量之用的葡萄糖，以及可以分解为葡萄糖的物质。复合碳水化合物指的是多糖，主要由淀粉组成，包括谷物、谷类制品、面粉、含大量淀粉的蔬菜（如马铃薯、番薯）等；简单碳水化合物分为单糖、双糖，包括食用糖、蜜糖和果糖等。

② 脂肪又包括饱和与不饱和两种，也可以分为动物性脂肪（较多饱和脂肪酸）和植物性脂肪（较多不饱和脂肪酸两种）。动物性脂肪来源包括肥肉、鱼、全脂牛奶、动物油等；植物性脂肪来源包括植物油、坚果类等。

水化合物以葡萄糖为代表。葡萄糖是个六碳六氧十二氢的环状化合物，一个分子的葡萄糖完全代谢后，可产生 38 个 ATP，占总能量的 66%，而其余的 34% 就是不能使用的热了。葡萄糖完全氧化后会制造 38 个 ATP，同时生成 6 个二氧化碳，所以每个二氧化碳的产生可以有效产出之 ATP 的数量为 38÷6 ≈ 6.3，即每个碳原子燃烧成为二氧化碳，生成约 6.3 个 ATP。

如果是脂肪在身体中燃烧，每个碳原子烧成二氧化碳分子可生成约 8.4 个 ATP，约占总能量的 86%，热能的 14%。

由以上的计算可以知道，食物中的碳水化合物每产生 6.3 个 ATP，便会产生一个二氧化碳。由此可确定，如要减少二氧化碳产量，又不要减少产生的有用的 ATP，就该多食用脂肪。因为产生同样的能量，脂肪产生的二氧化碳是碳水化合物的 75%，也就是有 25%（四分之一）的减量。

所以为了减少水肿，食用脂肪是较好的选择。

其实食用脂肪还有一个更大的优点。脂肪燃烧产生的热能只占其总能量的约 14%，而碳水化合物代谢时热能占到了 34%，如果再考虑 6.3 比 8.4 的 ATP 产生量，则生成一个 ATP，碳水化合物所产生的热量，可是脂肪的三倍以上。

这里我们得到了一个十分意外的结果。

夏天如果怕热，食物中脂肪的比重就要提高。不妨将脂肪的摄入提高到饮食中的四分之一以上（正常饮食之脂肪量约为 20%），而碳水化合物降至四分之一以下，其他为纤维（35% 以上）、蛋白质（15% 以下）。如此一来，自然凉爽。而且皮肤也十分干爽，因为身体内的二氧化碳少了，热量也少了，汗自然跟着减少。

这个多吃油的推论似乎与我们常识中要少吃油的概念不相符，但从能量供应的角度来看，却是不争的事实。

⊰ 饱和油和不饱和油的正确食用方式

在饮食的种类中，油一直是人类又爱又恨的食物，使用油料理的食物就非常好吃，但是吃多了又怕引起心血管疾病。

油有三大类：饱和油、不饱和油和氢化油（trans fat，由不饱和转化为饱和①）。到底要怎么选、怎么吃才好？为了回答这个困难的问题，我想把载于2006年8月10日《华尔街日报》A9版的马里兰州营养学会理事玛丽·恩尼格博士写给编辑之信的内容转述于下：

> 雷蒙·索科洛夫对氢化油的辩护（《"油"，"油"，"油"》编辑页，7月27日）遗漏了很多重点。氢化油用作植物的膨松油是比较便宜，也的确延长了经过它处理的食物之存放期。但是许多科学证据不断地证明，氢化油造成了一大堆健康问题，如减少人们的寿命，对健康造成重大损害。
>
> 氢化油会抑制细胞膜的功能、干扰酶的系统（这个酶的系统是用来消除致癌物质、清除毒素的），并抑制胰岛素的变体（造成2型糖尿病）、降低激素的生成（导致不孕症），最悲惨的是氢化油在孕妇体内易引起新生儿重量不足，阻止视觉及神经的发展，更会降低母乳中油脂的含量，抑制由孕妇喂食子女的

---

① 氢化油是由多元不饱和脂肪酸——例如某些植物油，经过氢化反应处理后所得到的脂肪；而氢化反应的程度愈大，脂肪就变得愈饱和。生活中常见的氢化油来源有人造奶油、起酥油，以及由这些油品做出来的食物，包括饼干、薯片等。

学习能力，特别是在有压力的情况下。

　　索科洛夫先生诡辩称氢化油与其他油脂一样让我们肥胖，但是最近在维克弗里斯特大学的研究却发现氢化油比其他油类更会令人肥胖，况且当食物以氢化油煎炸后，会有更多的油存留在原食物之中。以氢化油煎炸的食物，比动物饱和油、羊脂或猪油，都油腻多了。

　　食品工业为了理直气壮地使用氢化油，就宣称如果用天然的饱和油来代替氢化油，会增加胆固醇，从而导致心脏病。这个假定是完全错误的。在氢化油引进食品工业之前，美国人食用了大量的饱和油，包括牛油、猪油、羊脂、椰子油和棕榈油，但是心肌梗死的疾病是很少听到的。今天，一些食用饱和油较多的欧洲国家（法国、瑞士、荷兰、冰岛、比利时、芬兰和奥地利），心脏病的比例都是很低的，反而是较少食用饱和油的国家（乌克兰、马其顿、克罗地亚、摩尔多瓦、阿塞拜疆、塔吉克斯坦），有很高的心脏病发生率。饱和油中的动物油，提供了许多营养成分来保护心脏。最近一些研究发现，饱和油实际上能帮助恢复硬化的血管。

　　索科洛夫先生认为我们会继续食用煎炸的食品，也会继续为了使用食用油、部分氢化的植物油（氢化油）煎炸食品而付出昂贵的代价，这个看法是正确的。而液态的不饱和植物油，不是一个好的替代品，它们在加热后会产生危险的腐臭，使人难以下咽。比较适切的做法应是回头使用稳定、健康的饱和油，例如棕榈油、椰子油、牛油、羊油、猪油来处理并煎炸食物。

由恩尼格博士的文章，我们已看出一些线索。这几种油中氢化油是最不好的。而不饱和油似乎是比较好的,因为其胆固醇含量较低;但是不饱和油不耐高温,一旦用来煎炸,不仅会产生异味,令人难以下咽,也可能产生转化作用,而变成氢化油。所以高温处理食物时,并不适合用不饱和植物油。

在细胞进行能量转化时,第一优先使用的是碳水化合物,第二是饱和油,第三才是不饱和油。我们配合恩尼格博士的卓见,在此做以下的建议:

少吃碳水化合物。

一天之中,饱和与不饱和油都需要食用,但如何分配呢?饱和油用来做高温的料理,不饱和油用来做凉拌沙拉、蘸酱、冷盘等不需要高温的料理。而这三种食物(碳水化合物、饱和油和不饱和油)的总量,不要超过自己需要的总量。

细胞用完了碳水化合物,就会用饱和油。所以我们食用的饱和油加上不饱和油,应恰好满足一天的需要量,而只要油品中有两三成以上是不饱和油,那么每天吃进来的剩下的饱和油就基本可以转化完,不会沉积在身体内。当然,真正的要点还是不能吃得过多,这个分配法只是给了我们更大的安全空间。①

---

① 燃烧脂肪时,一定要用到代谢碳水化合物的中间物,所以一定要吃碳水化合物,脂肪才能燃烧。有名的阿特金斯(Atkins)减肥法主张完全不吃淀粉,以阻止脂肪的燃烧,结果却引发了高血酮症。同时,身体只好燃烧蛋白质,这又造成了肌肉萎缩、肝肾衰竭。此减肥法后来修正为最多只能严格执行约两周,两周之后则以少吃碳水化合物为诉求。

❧ 为什么要多吃纤维素

生物能量的应用，仍依循物理与化学反应的原则，这是对生物化学多年的研究得出的最重要的结论之一。我们日常用的能源，有煤与石油两大类。煤是由碳水化合物脱水而来的，多由植物产生；而石油是由脂肪转化而来的，多由动物产生。活的动物在消耗能量时，是先燃烧碳水化合物，后燃烧脂肪；而储存能量时，则先存脂肪，如果碳水化合物太多了，也是转化成脂肪再储存的。

叶类植物的主要成分是纤维素，也是碳水化合物；动物储存的则多是脂肪。因为我们不消化纤维素，所以叶类植物就成了最好的食物填充料，可以用来塞饱肚子。

营养过剩可能是现代疾病的主要成因。在人类演化的过程中，大部分时代是吃不饱的，就像狮子一样，打到猎物饱餐一顿之后，接下来可能会挨饿三天，所以身体就学会了储存营养以备不时之需。这个无时无刻不在储存脂肪的机制，本是生存竞争中的优势，而今天却成了最大的杀手。

如果把生物能量与营养储存两个机制一起考虑。我们最重要的课题就是不要吃太多。麦当劳、肯德基、汉堡王这些不是罪魁祸首，我们的贪吃才是真正的元凶。这些快餐店应标示每种食物的总热量，标明食物含碳水化合物几克、脂肪几克。现代人一定要会计算这些食物所含的能量，脂肪1克是9大卡，碳水化合物是4大卡。一天的能量总摄取量根据身材而定，但总在2000～3000大卡之间。如果觉得不饱，就多吃肠胃的过客——纤维素——来当填充物。纤维素不论是可溶或不可溶的，都对身体多有好处少有坏处。

在摄取的总热量（不是吃下的总热量，每个人肠胃的吸收能力不同，此处所说的是吸收的总热量）方面，在不超过上限为前提的条件下，四分之一以上来源于油，四分之一以下来源于碳水化合物，这是比较健康的比例。这与我们日常生活中使用的能源是同样的观念；煤是能量转化比较低的燃料，产生的二氧化碳较多；油是能量转化比较高的燃料，产生的二氧化碳也较少。所以油是比较好的能量来源。

纤维素是食物中最好的填充料，脂肪是较好的能量来源。由此可知纯化的糖制品是非常不好的食物，因为其全是碳水化合物，完全没有纤维素。果汁则比较好，因为除了糖水还有纤维素与其他维生素、矿物质，但是这些维生素与矿物质可能因为久置空气之中，已被氧化或充满二氧化碳了，这还没考虑制作过程中的污染问题和防腐用的添加剂。新鲜水果，尤其是含糖少的水果，就是碳水化合物的最佳来源了，因为它们的纤维素、维生素、矿物质都多。牙齿不好的人，则可以改喝现榨的新鲜果汁。

蔬菜也有相似的效果，而且糖分更少，是最佳的纤维素来源。中国人对蔬菜的吃法多是煮过或炒过才拿来吃，虽然破坏了蔬菜中的一些活性分子，但单就纤维素来说，这可是增加食用纤维素分量的最好方法。尤其是以饱和油快炒，将大量菜叶体积缩小，使纤维素与油可以一起吃，可谓又好吃又健康。

≈ 健康饮食两大重点

在考虑饮食时，有两个大原则：一是不要热量过多，这一定会导致肥胖，进而引起各种现代文明病，如糖尿病、脑卒中、癌症等；二是减少体内二氧化碳的生成，也就是减少毒素的产生。其他方面只要饮食均衡也就能远离疾病。依照以上两个原则，我们仍可享受美食，不论年龄有多大。

最差的食物是含二氧化碳的糖水，大部分市售的汽水都是这类食物。小孩子喝多了这些饮料保证变成圆滚滚、白白胖胖的小胖子，又怕热又没有体力，整天躲在冷气房里，什么正事都不想做，也没有力气做。次不健康的食物是糖果，这类纯糖的制品都是最不划算的碳水化合物，一点点就能占满碳水化合物的理想配量，但却不能提供任何其他方面的营养素。另外，蛋糕等精制西点这些高糖低筋制品也比糖果好不了多少。

印度人、犹太人常以没发酵的面饼作为他们的主食，这也是有智慧的。我们看到的犹太人、印度人多像爱因斯坦一样，瘦瘦干干的没有水肿，眼睛炯炯有神，虽然不高大，但精力充沛，而且长寿。这与他们的主食可能有些关系，没有发酵的面饼会是主要原因吗？

发酵过的面，就营养的立场来说，应是比较多样性的。细菌发酵后，可以产生更多的维生素等细菌自行制造的营养素（放发酵粉的面食就没有这种功效，也没有这个优点），但是同时也会放出二氧化碳，这些二氧化碳也就是面包会变松、变软的原因。一旦经过发酵并大量产生二氧化碳，食物中可以吸收二氧化碳的元素，就被消耗了。最后，这些食物不仅不能为身体减少二氧化碳，反而因为二氧化碳之饱和而使身体增加二氧化碳的负担。

一个比较持平的看法是，如果营养不足，例如在古老的中国，经细菌发酵过的面食，可以增加营养成分，因为吃的本来就不够，二氧化碳根本不是问题；但是如果已经营养过剩了，还是学学印度人、犹太人的智慧，多吃没发酵的面食，为体内的二氧化碳减量吧！

保健的要诀（运动篇）

第四章

◢ 酸水集中处

老人们常说脚上有湿气，所以容易得脚气病。脚气病是真菌感染所致，与湿气有什么关系？

这种在细胞间质生成的酸水，也就是湿气的主要来源，是会流动的。感冒或是鼻子不好的人，如果侧向左边睡，则左边（下）鼻孔会塞住，而右边（上）鼻孔会畅通（当然这是比较轻的鼻塞，否则两侧鼻孔皆不通了）；如果转成侧向右边睡，那么右侧鼻孔不通，变成左侧鼻孔畅通了。这就是细胞间质中酸水流动的结果。

身上所有气血不顺畅的位置，一定有酸水堆积，这些堆积的酸水并没有阻隔，都是细胞外的空间，几乎是完全相连的。在健康的部位这个间隙是很小的，表面张力会将液体或胶体吸住，就和一根细管子中的水不会因为地心引力而流出是一样的道理；但在不健康的部位，这个空隙变大了，甚至有外来病菌停留，而且随着酸水在身体内流动。而脚——尤其是脚趾，刚好是身体的最下端，身体各处的酸水最后都流到了这里，这里也就成了酸水的最终汇集地，成为真菌滋长的温床。

在身体之中，产生酸水最多的部位是大脑，因为大脑正常时只使用葡萄糖。这也是自然设计的，大脑中有各式各样的传导物质，负责各神经细胞间之沟通，以及各种精密的计算，一旦混进了许多相似的分子进来，就能产生各种假信号，制造错误的计算结果，扰乱我们整个大脑的运作。为了避免这种可能性，大脑与血之间有一个严格的管制站，所有可疑分子一律不准进入。并且，为了进一步防止"不良分

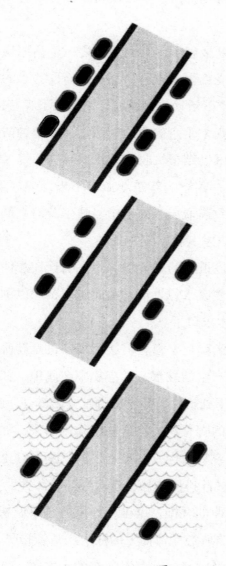

健康之微血管与周遭之细胞，以及细胞与细胞中间之细胞间隙非常小，只有几个Å，细胞间隙中有玻尿酸等成分。

因为渗透压增加造成细胞间隙扩大，而使得微血管与细胞之间的间隙变大，进而使得氧气与营养成分由微血管扩散到细胞更为困难，也使得细胞的活性进一步降低。

当酸水在细胞间质中增多后，酸水就不再受到毛细血管的拘束，并开始自由流动，流到比较低而松散的空间去，造成某部分开始积水。

图 4.1

子"混进来，大脑只选择使用葡萄糖。葡萄糖会比脂肪多产生 33% 的二氧化碳和三倍的热量，因而大脑产生的二氧化碳与热量都是最多的，因为大脑只能用效益较低的葡萄糖。这些二氧化碳如不及时排出，立刻就会变成酸水。

头部——尤其是大脑，是最容易水肿的器官之一，高原反应、受伤等大脑就会涨水。即使不受伤大脑也容易涨水，而这些水的排出还得依靠脖子。颈部为了左右上下活动的自由度，颈椎是不容易打直的，但肌肉的垂直排列却提供了很多垂直的细胞间隙，让头上的酸水可以顺流而下。这里也长了许多淋巴结帮忙收集酸水或异物，以维持我们的健康。但是一旦脖子歪了，其影响就是新血上不来，酸水排不出，这可是要出大事的：重则导致高血压、脑卒中、阿尔茨海默病，轻则出现交感神经失调、失眠、焦虑、健忘……

好好保养颈部是现代人最重要的日常功课。头脑长在身体的最上面，一则散热容易，一则好使废水往下流。由此看来，想以倒立来增强大脑血循环的人，可是缘木求鱼了。

在身体中，下一个集水区就是下腹腔，这里刚好也是膀胱与生殖系统所在的位置，所有腹腔产生的酸水，都会集中在此地，如果没有阻隔，这些酸水应该顺流而下到脚去，甚至由脚趾排出体外。脚会臭、有异味的人有福了，表示你的脚有能力将这些废物排出去。如果排出不顺或排出的能力不足，就容易滋生真菌患上了脚气病。在上肢，手也有相似的功能，酸水会变成汗排出体外，所以会有"富贵手"之说。在人的下腹腔有一段向前弯曲的脊椎及尾椎，如果屁股不后翘，这段向前弯曲的脊椎就会盛满了自腹腔顺流而下的酸水。掌管膀胱、直肠、生殖系统以及下肢的神经节及神经，若都浸泡在酸水之中，其功能一定会大减，进而造成大小便失调，出现性功能障碍，甚至会导致前列腺肥大等，不一而足。此外，下体所处位置也容易汇集酸水长湿气，导致湿疹、皮肤病的发生。

前面提到了翘屁股，其实翘屁股还有一个更大的好处——屁股一翘，命门就容易松，因而心脏也会更强。有运动专家认为，所有好的田径选手屁股一定很翘，这应该也是经过许多观察之后得到的结论。

这些酸水不会积聚在皮肤表面，因为二氧化碳可以穿皮而出。也不会留在腠理——也就是汗腺所在的那一层肉，因为酸水可经由汗排出。酸水最容易留在肌肉深层及关节之中。这里离体表很远，而所产生的二氧化碳又只有静脉血液才能带走，一旦循环不顺，新血不来，旧血送不走，酸水就会在肌肉中、关节中堆积，尤其是关节中的滑囊及四周韧带最容易积水，也因此很容易产生肩周炎等各种肌肉疼痛。

我们身上的二氧化碳如果排不出去，就会堆积在细胞间隙之中，如果酸水堆积过多，身体就会以油的方式把这些酸水包起来，使其与身体重要器官隔绝，但这样必定会妨害器官功能。如此一来，就像卡奴一样，本金欠了一大笔，还要生利息，于是利上加利，这种“高利贷”最终会压垮我们的身体。

如果实行接下来我们将要介绍的二氧化碳减量计划，就像我们的日常生活支出，本来是每月3万元，这下子减少了三分之一，只要2万元就够了（因为二氧化碳及废热的排出都是正常人最基本的日常支出）。每月多出1万元，便可以多还1万元的“债”，而二氧化碳及废热减量，还相当于利息也降了大半。这下子，利息降了大半，又多出1万元可以还钱，这个因为二氧化碳累积而失去的健康，就像卡债一样可以很快地还清了。

≥ 协助身体排出二氧化碳的方法

增加氧气的运动

气与水是一体的两面，身体中气生则水止，水生则气止。气是送氧的，水是二氧化碳造成的。要健康，就要增加气、排出水。

有氧舞蹈、气功，大多是重复轻松而简单的动作，都是增加气的，也就是增加氧气的。为什么轻松而简单的动作会增加氧气？就拿气功来举例子。气功很像有氧舞蹈，其动作非常简单，一般都是手臂的上下左右摇摆，轻松简单也不费力气。其实重点就在不用力气，所有有氧运动，最重要的就是不用大力，没有快速大动作。只要用力，只要有加速，肌肉就需要强力收缩，就要使用大量 ATP；而为了补充 ATP，细胞必须燃烧更多的碳水化合物、更多的油脂来维持运动。运动会促进血液循环，也能促进心肺功能，这是人人皆知的，但是运动也会消耗 ATP，增加氧气的消耗，增加废气二氧化碳以及废热的产生。所谓气功或有氧，就是要在运动时，让心肺功能和血液循环之增加而产生的益处（氧气在血中增加）大于其坏处（补充肌肉收缩消耗 ATP 时所需要的氧气）。所以气功之优势，短期来看，就是身体所增加的氧气大于身体所消耗的废气；长期来看，可能还会增强内脏功能。

手臂的摇摆会带动胸部及肩部的肌肉，这些肌肉刚好与肺脏、心脏都有关，因此这些肌肉健康了，心肺功能也就能随之改善。但是不论做什么有氧气功，一定要在空气好、干净且氧气多的地方进行。吸进好空气，才能增加身体的含氧量，进一步排出肺中浊气（平时呼吸仅使用肺容量的二分之一左右，用力深呼吸才能使用八九成的肺容量，因此肺中常有呆滞空间，不常使用）。以手臂的摇摆来诱导不同位置的肌肉，活化扩张肺脏，能增加肺活量，改善肺脏的呆滞空间，因此不仅运动时可以增加身体的含氧量，运动后仍能继续增加身体的含氧量，而且双臂轻松摇摆不必消耗多少 ATP。这笔账算起来，氧气赚得多，用得少，可是一本三利的高档有氧气功。

气功可以增加身体的含氧量，大家一定已经了然于胸。氧气多的地方，二氧化碳就容易被带走，所以就不易水肿。

但是已经积水而水肿的部分要怎么办呢？那就要做排酸水的运动。

排酸水运动——伸展运动

其实所有的有氧气功，都有排酸水的功能，因为气生则水止，红细胞能将氧气带来，就一定能把二氧化碳带走，进而消弭水肿。

但是身体中如果有些位置长久缺氧，已集结大量酸水，三朝两日的有氧气功便无法一下子把水肿带走。评估好的排水运动，与评估好的有氧运动相似，能消耗最少的 ATP 而排走最多的酸水，就是最好的运动。

前面曾经说过，酸水主要在肌肉深层，或骨节、筋腱之中。这些地方是身体比较内层的部位，也是身体最重要的支撑结构，一旦这些重要部位酸化水肿，必定消弱这些重要结构的功能，产生例如肩膀骨骼移位、骨盆变形、脊椎不正等问题。如此一来，整个骨架都将垮下来，经络血管挂在这垮下来的骨架上，怎能好好共振、输送血液呢？要导正这些松垮的骨骼，就要强化支撑它们的肌肉，以及联结肌肉与骨骼、骨骼与骨骼的筋腱。

酸水总是聚集在这些组织的中心处，要把酸水排出来，就要用力拉长这些组织，要尽可能伸展，用力伸展再停下来，在最大伸展状态定位。于是酸水受到挤压，就慢慢移动，向压力小的地方——也就是组织的表面——流过去。伸展、定位、再放松，就像拧毛巾一样，让酸水流出去，新血才进得来，于是氧气就随着新血进来了，一些残余的酸水也就化为二氧化碳被红细胞带走。这种尽量伸展然后锁住的动作，只有伸展时消耗 ATP，锁住定位，是不消耗能量的，但却是排酸最有效的运动。

所有伸展（尽量伸展，然后停止，锁住）的动作，都有消水的功效，而针对全身各部位做有系统的排酸去水，瑜伽可以说是一个很好的运动。

其实太极拳也有相同的动作——"大开大展练到精"，要你手脚伸长，尽量地伸长。以及"运劲如抽丝"，也是要你手脚充满掤劲，慢慢地伸长。太极拳是练气、去水两者皆顾，应是最完备的运动，只是门槛太高，还包含了技击的部分，没有三五年的苦练，是难有效果的。忙碌的现代人，还是练练气功、练练瑜伽为好，既轻松又实惠。

特别需要提醒的是，这个减水肿计划会随着酸水的减少而使体重逐渐保持稳定。计划的后期，我们在食物的选择上可以比较放松，但是在卡路里总量上更要减少。因为酸水没有了，肠胃的吸收力特强，一定要少吃些，否则仍会发胖。

纠正姿势的运动

有氧气功、排水瑜伽，做一分钟，有一分钟功效，但是一天之中能做上一两个小时就已经很不容易了，那么其他十四五个小时醒着的时间呢？如果我们 1 个小时练气功排毒，其他 15 个小时都因不正确的坐立姿势而使身体阻气、涨酸水，我们又怎会健康呢？

提供给各位三个简单的纠正姿势的动作：

（1）如果是背前后驼

可以面对墙壁，脚尖离墙壁 10 厘米，向下弯膝盖，并把屁股向后翘，胸部向前靠墙，收下颌。每次稳定 30 秒。然后再将膝盖打直，此时维持上身不动。习惯了以后，只要膝盖一弯，胸口向前，收下颌，然后膝盖打直上身不动，不必面壁，也能随时纠正姿势。

（2）如果是脊椎左右不正，也就是左右 S 形

可以做左右伸展动作，将一手尽量上伸，伸到极致，仍强迫自己再努力向上。一定要将肩膀拉松，并将脊椎向另一边推挤，多做几次后，再换手做此动作。这一动作不仅可以矫正左右弯，对肩周炎也有很大帮助。要诀是一定要努力向上拉，拉到肩胛骨向上松开为止。

（3）如果是坐骨神经痛、膝盖酸

可以一脚放在高 1 米左右的桌子上，或任何支撑物之上，另一脚直立，身体先打直。如打直已无困难，则将上身向挂着的那只脚压过去，尽量地压，并锁在最低位置，每次十数秒钟，或更久。然后换脚再做，如果 1 米已可轻松适应，则可提高 5 ~ 10 厘米，努力再做。这个动作可以纠正骨盆部位的骨骼，对腰部以下的排酸去水都有帮助。

要气旺，骨架就要中正，肌肉就要放松，这是所有气功师父都一再叮咛的。其实心情放松更重要。大脑是酸水的最大生产地，ATP 的最大消费地，心情放松，大脑就不会乱想，就不会消耗 ATP。心中放下，脸上千百条肌肉才能放松，于是这个身体中最大的麻烦——脑，就被你摆平了。如此自然身心平和，健康快乐！

保健的要诀（饮食篇）

第五章

ᚴ 早期诊断及自我检测的健康标准

保健，就是要在身体各种可修复、可转换的状态中去找回最佳状态，并经常保持在此状态。

"我健康吗？"这是每个人一直在问的问题。我们一定要能找到一个很明确、能够操作的定义，才能为"什么是健康""什么是最佳状态"做一个清楚的界定。

在这里我们不用西医成千上万的标准值来为健康下定义。那些标准值一方面太多、太杂，另一方面总是要到健康拉响警报了，才有较高的诊断力。我们身体的健康状态，因个人的老化、耗损，是日渐退化的，等到有一天检查出了癌症，得了脑卒中、心脏病，为时已晚。有钱难买"早知道"，"早知道"这个食物不健康，"早知道"这种饮料不能吃，事已至此，不可挽回了。

正常的人都该活到120岁，这才是天年。要活得快活、活得自在，聊乘化以归尽，健康享天年，才是人生的最高境界。

现在有了水肿这个早期健康退化的指标，我们便可以及时规划自己的生活、饮食、作息。有了回馈的信息就可以不断地学习如何生活，走在健康之路上，不断精进。

保健是很个体化的，就像中医所说各人体质不同。西医现在也提倡个体化的医药，希望由每个人基因的特质来设定个体化的最佳治疗方案。但这里我们提出了一个共同化的指标，它可以成为大家追踪自己健康状态的工具，并且不会因为人种、性别、年龄而有所不同。

我们根据这个精神，提出一些浅显易学、不会有副作用、不会走火入魔、可以无师自通的对人类都有用的知识。

⇒ 饮食的四大原则

1. 饮食不要过量

我们吃什么不是问题，吃多了才是大问题。千百万年来的演化，我们已能适应短期的饥饿，吃不饱不会生病，但是吃撑了一定生病。因此，我们一定要注意自己饮食的总热量。如何让自己的饮食不过量，在这里提出两个要点：

（1）每个单位小些。

日本人在这方面特别聪明，一个盘子只装两小片生鱼片，一个碗只装两片小黄瓜，加上夸张的装饰，看起来丰富，分量却很少，吃了七八盘，也没有几大卡，心中却觉得已经吃了七八碗了。

（2）卡路里密度低些。

食物中每单位体积中的大卡数低一点。卡路里密度最低的食物是蔬菜，尤其是叶类的，其次是含糖分少的水果。这两种食物是可以尽量多吃的，因为热量的密度很低。重点是如何让它好吃。建议是以饱和油来热炒青菜，并加入各种开胃作料，这样烹饪的青菜好吃、耐饿又有油脂，有多重的好处。而水果也可加些芝麻、坚果粒、橄榄油、蘸酱，让它更好吃。同时因为增加了不饱和油脂，所以也可以耐饿。

所有的食物都应尽量配合纤维素，这种只有好处没有任何坏处的食物，可以用来降低卡路里的密度。

2. 不要一餐吃完不剩菜

这是家庭主妇、主夫的坏习惯。其实不管是剩一口，还是剩半盘，都不要吃，丢了才合算，否则只有等着去减肥，而减1千克肉要花10万元。再不然剩菜隔餐再吃也很美味，不急着在一餐中全部塞进肚子里。

3. 提高饮食的品位

我们应该提高饮食的品位，而不要增加饮食的分量。人穷吃少点，正好省钱，我就常常以此自娱自嘲。有钱更不要吃多，显得自己不高贵。什么美味食品都可以吃，金玉良言是"细嚼慢咽，浅尝即止"。

大碗喝酒、大块吃肉，固然过瘾，但那总是年少的轻狂，也是少年人才能有的豪气，因为年轻，有本钱挥霍。有教养的你要多学法国人，尤其是法国女人，吃得少，吃得好，吃得巧，吃得妙。

4. 减少二氧化碳（废气）的产生

减少二氧化碳，也就是减少不需要的热量的产生，尤其在亚热带的台湾地区的夏天，更应如此。

我们的身体抗热所消耗的能量要比抗冷的多，气温每上升1℃身体所消耗的能量，约为抗冷时气温每降低身体所消耗1℃的三倍。所以热死的人很多，冷死的人则少多了。而二氧化碳更是遍布全身，只要人还活着就要用能量，为了供应能量，就会产生二氧化碳及热。既然不能避免二氧化碳这个毒素的产生，那么就只能用减量的策略。以下几点尤其需要注意：

（1）不喝碳酸类的甜饮料。碳酸类的甜饮料是我们所能想到的最糟糕的食物。

每个细胞都会产生热能，而血液就是散热剂，通过血液将热能带到体表，再由表皮发散；或将热能带到肺部，通过呼吸将废热呼出。如果这些方法仍不足以将热排出，身体则会通过出汗的方式，将热汗排出体表，并以汗之蒸发来冷却皮肤。

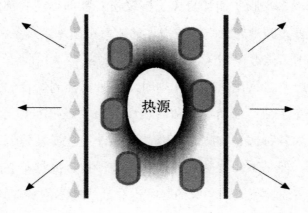

如果外在气温比自身体温高，则体内的热能只能由汗或水之挥发来带走。散热不及时，就会引起身体发烧，此时一定要大量喝水。如果水喝得不够或不及时，就可能导致体温过度升高，进而出现中暑或昏厥致死。

图 5.1

（2）不吃加了大量精制糖的食品。这是卡路里密度最高的碳水化合物。

（3）食物分类中，多吃脂肪，少吃碳水化合物——尤其是精制的碳水化合物，例如蛋糕、面包等低筋面粉加发酵粉类的食物，以及精制白米。

多吃脂肪是增加体力非常有效的策略。我们之前拿脂肪与碳水化合物燃烧做比较，知道脂肪所产生之二氧化碳，相较碳水化合物减量约30%。所以多吃脂肪能让身体干爽轻松，各种小毛病都能在两周内得到明显改善，因为通过吃脂肪增加的体力可用来满足各种生理需要，而不仅仅是用于排毒——送走二氧化碳及散热。

在实施这个二氧化碳减量计划时，第一要控制饮食的总热量。蔬菜以牛油、花生油、猪油等饱和油热炒作为主要充饥的元素，再加上一些作料，如各种酱、咖喱、豆豉甚至鸡汁等，或其他调味料，会变得非常好吃。但是不需要热炒的食物，如沙拉、凉拌菜、蘸酱等，就要使用如橄榄油、蔬菜油、麻油等不饱和油。用不饱和油炸、煎、烤、热炒都不好，因为这样会产生氢化油，而氢化油是含有致命毒素的，是所有油脂中最危险的。多吃坚果也很好，可以作为不饱和油的补充。不甜的水果可以不计热量，但其他饮料、零食、加到菜中的油、甜汤、甜的水果，都要像主食一样估算一下热量。多吃了一分油脂，就要减三分米饭或二分面。

为确保正确地执行二氧化碳减量计划，要每天量血压，也要量体重（如果本来就胆固醇过高，则应少吃含胆固醇的油，并追踪胆固醇尤其是低密度胆固醇在血中的含量）。如果执行坚决，在一个月内，舒张压或收缩压都会明显下降，或10mmHg或20mmHg，因人而异。体重在半个月内会减轻0.5千克以上，尤其是腰围大的人。但如果血压不降反升，第一个要考虑的是饮食摄取总量是否超标了。可能是你的吸收力太好，也可能是你估算的食物热量错了，还可能是你偷吃了甜食，多喝了汽水。如果都不是，而血压又明显上升了，体重也不见减轻，那么你只能放弃这个计划，恢复你原来的饮食习惯吧！

❧ 多吃油，皮肤就不油

根据我们的建议，在顺利地改变了饮食习惯之后，不仅我们皮肤上的汗会变少，油也会变少。油少了之后，皮肤会有点光滑干燥的感觉，这种现象大约三天就会发生。此时不妨擦点保养品，这个时候保养品很容易被吸收。因为维持基本的新陈代谢——也就是制造足够的ATP——以排出产生的废热、废气（二氧化碳等）所需的体能，被节省了 20% ~ 30%。此时我们本身的自愈力就会得到相应的提升，一些慢性病会逐渐变轻，而身上潜藏的一些病灶，因为自愈力的提升而逐渐消失，一些细菌的集中地也会像大小青春痘似的一个个冒出来，逐渐被排出体外，如果有心观察的话，可以发现这些细菌集中地的位置大多在以往不健康或受过伤的地方。尤其是手脚的关节处，会长小水疱，不必害怕，可以用消毒过的针刺破它们，将酸水挤出来。视力也会变好，眼睛看的东西都亮了起来，可能是因为眼球晶状体中的酸水变少了。脚汗、手汗、脚上湿气都会明显减轻。

如果二氧化碳排不出去，细胞间隙就会酸化，进而水肿，此时汗腺会像肾脏一样，开始协助排酸。皮肤排酸最有效的方法，是直接将 H^- 排出去，但因为电性的平衡，身体总是将 Cl^- 与 H^+ 以 HCl 的形式排出体外，而 HCl 是强酸，pH 值可达 1，会伤害组织，所以身体就

将 NH_3（这也是废料）与 HCl 一起排出，$NH_3+HCl \rightarrow NH_4Cl$，这就是酸汗的主要成分。这个分子一旦到了皮肤表面，会立刻反方向作用，$NH_4Cl \rightarrow NH_3+HCl$，于是 NH_3 就挥发了。

体质酸者，其汗也臭，这个像厕所的味道主要由氨气（NH_3）而来。而留在皮肤上的盐酸（HCl）有强腐蚀性，好在皮肤有保护措施，就是分泌油脂，在皮肤上涂上一层油脂，就不怕酸烧了。盐酸也会慢慢挥发，这是酸汗的另一种臭味。

这里又出现了一个有趣的生理现象：愈少吃碳水化合物，多吃油，皮肤就不油。简化来看，好像是多吃油，皮肤就不油，而且汗也不臭。当然也不是完全不臭，因为汗中总会有些营养物质，如果皮肤上有寄生的细菌，多少还是会臭，只是这种臭比较复杂、变化也多，不只是氨气和盐酸，不过总体来看不油的确是真的。

后颈、紧邻的后背及脸是身上油比较多的位置，因为脑部是酸水产生最多的地方。脑部的酸水排放路径主要从后脑勺到脖子，再到后背。常听说打哈欠是因为缺氧，但是如果缺氧，深呼吸才是正途。事实上打哈欠应是为了伸展，伸展后脑勺及后颈的肌肉。这有什么好处呢？我们用脑过度时，也总想用力抓抓后颈部，这又是为了什么呢？其实这与打哈欠有异曲同工之妙，都是为了加速头上酸水的疏解。中暑或热坏了，总是在上背部、颈部按摩刮痧，也是同样的道理。

多吃油，皮肤就少油。治疗脱发的广告，总是会宣传他们的产品可以控制头皮的油。我们这个减水肿的饮食控制计划，也可达到相同的效果。目前我们尚未在秃头的人身上尝试，倒是脱发者脱发的情况是真的改善了，发色似乎也更黑，头发上的油及油馊味也同时没有了。因为头皮不油了，呼吸空气、吸收营养都能更顺畅，毛囊也能避免酸水的伤害，头发就会得到更好的保养。

多吃油，就可以让皮肤少油，这并不需要昂贵的化妆品，也不需要高贵、秘而不宣的补品。当然同时要少吃碳水化合物。

⤳ 蛋白质是最不好的热量来源

说了这么久好像把食物中的蛋白质给忘了，其实我是特意放到最后来谈它的。

蛋白质的吸收是先被分解成氨基酸，然后才被肠胃吸收的。氨基酸是蛋白质的基本元素，有20多种，身体内的组织对各种氨基酸的需求也各不相同，有多有少。我们在吸收了氨基酸之后，再按身体的需求进行输送，哪里需要就将其送到哪里去。不过身体对氨基酸的需求就像同花大顺一样，同花的十三张牌都要，并且每样也只要一张；但吃进来的氨基酸像发牌一样，很难来十三张牌正好就凑成了同花大顺，运气好些的二十张牌中可选十三张来，运气不好的可能要三十张。

身体在运作时，多少要消耗一些蛋白质，据目前科学家的估计，每天消耗的蛋白质——也就是那些分解后的"同花大顺"，大约在20～30克。为了顺利补充这些消耗的蛋白质，我们需要吃进60～75克的蛋白质——当然这是成人的状况，成长中的小孩要多吃些，才能更好地长大、长高。60克减去20克，这多出来的40克就是没有用的，只有废物利用，拿来做燃料。所以蛋白质主要是用来拆解成氨基酸，然后用来补充体内的蛋白质的，作为燃料只是废物利用而已。

一般而言，我们每日用的ATP只有10%左右是由蛋白质转化而来的。氨基酸有20多种，在制造ATP时先将氨基去掉，才能加入碳水化合物的代谢机器，制造ATP。20多种氨基酸各有不同，因而在加入碳水化合物的代谢功能之前，也要做不同的修整，主要是要把氨基拿掉。总的来说，氨基酸每生成一个二氧化碳只能产生 5 个 ATP，这比碳水化合物的 6.3 个 ATP 更低，因为把氨基拿掉也要用掉 ATP。其实燃烧氨基酸，除了二氧化碳之外还会产生氨，这是另一种毒素，需要由血液送到肝脏去与二氧化碳结合变成尿素，再由血送到肾脏过滤出来，由小便排走。这比起燃烧油脂或是碳水化合物可麻烦多了，因为燃烧油脂或是碳水化合物只有二氧化碳是废气，由血液送到肺脏就能排出体外。

氨基酸产生的 ATP 最少，但产生的废热却最多，是油脂的 5 ~ 6 倍，是碳水化合物的 2 倍，而排出的废物需要劳动肝、肾，又需要大量水去稀释，以免浓度过高，伤害组织，进而使小便量增加。

由此看来，燃烧氨基酸来制造 ATP 是最不明智的选择，它会增加肝和肾的负担，使身体燥热，小便变多。

其实身体的机制还是很精妙的，在燃烧的选择上，以最容易取得的碳水化合物为优先选择。一旦碳水化合物摄取过多，那么在燃烧产生人体所需的 ATP 之后，其他剩余的碳水化合物大部分会转化为脂肪储存起来。所以只要吃多了就会变胖，这也是身体不健康的主因。一旦吃多了，不论是什么形式的食物，身体大多会将其转化为脂肪来储存。

如果希望多燃烧脂肪，就一定要少吃碳水化合物，尤其是纯化过的碳水化合物。

☙ 食物分配理论的革新

对于目前流行的健康营养食谱指南，考虑到我们的排水塑身计划，我们有必要做些更改。

因为蔬菜、不甜的水果的卡路里密度低，且配合油脂一起食用，容易有饱足感、耐饿，而实际吃入肚中的大卡数并不多，所以以此为主要食物很容易控制食量，不知不觉也就降低了摄入的大卡数。而油脂类可作为主要燃料的来源，减少二氧化碳及氨等毒素的产出。尤其在夏天，多吃油脂更可使身心凉快，皮肤清爽。

时不时喝些小酒也是很好的，但请少喝啤酒等充满二氧化碳的酒。"啤酒肚"是大家耳熟能详的，但我们鲜少听到有红酒肚、白酒肚、威士忌肚。

其实吃太多盐也是引发水肿的另一个可能原因。大家都知道要少吃盐，可是生病时又要吃很多药，而西药多是含钠或氯的盐，药吃多了便等于盐吃多了，这也是不可不留意的。

淀粉及蛋白质能否同时吃？

当我调整好消水肿塑身的食谱后，赫然发现这与西方经常推崇的地中海地区的食谱有很高的相似度。这个地区的人少有心血管疾病，最近也发现这种食谱可以减少或延迟阿尔茨海默病的发作，甚至可以缓解癫痫。此食谱主要为蔬菜、水果、橄榄油，配合少量的肉及鱼。

让我们先搜寻一下目前已有的理论，可以发现，在食物的理论中，"减肥"最热门，接下来是"去酸性体质""排毒""消除自由基"，等等。

关于食物的理论，在100多年前就有人提出要消化碳水化合物，尤其是淀粉类的长链，需要的是碱性环境，而分解蛋白质则需要酸性环境。在我们的消化道中，口腔是第一站，唾液在此分泌，而唾液便是碱性的，主要的功能是分解淀粉，例如米饭、面、玉米等淀粉成分高的食物，所以细细地咀嚼，对这些食物的消化是很有帮助的。唾液

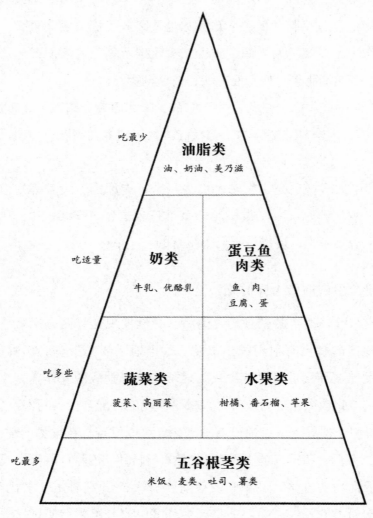

图 5.2
中国台湾地区的健康营养食谱指南

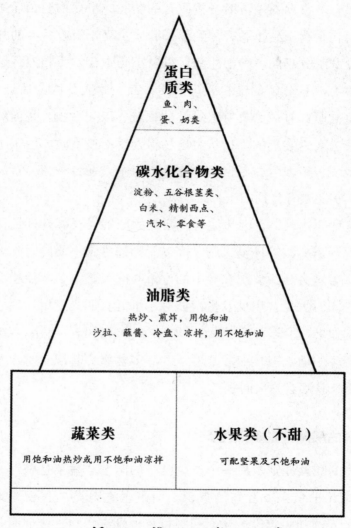

图 5.3

也有分解蛋白质的能力，但与胃液相比较就微不足道了。

胃是个狭长而大容量的器官，胃的上部自贲门由食道引进食物，与胃液混合。胃部的平滑肌会按照胃的功能，将食物混合运送，慢慢地由幽门将食物送到小肠去，到了小肠才是真正吸收营养的开始。此时胰脏及肝脏分泌的各种消化酶，以及小肠本身的小肠液，还有口腔及胃中没有充分分解的淀粉或蛋白质，都在此充分混合后进行分解。而脂肪也被胆汁打散为具有水溶性的颗粒，以利吸收。长度约6米的小肠会通过肠内细小的手指状突出物将食物沿途吸收。由于小肠的吸收能力很强，很多营养专家常常忽略了每个人在各种营养素的吸收能力上，其实还是有差别的。

在食物的建议上，因为淀粉、糖类的分解需要碱性环境，而蛋白质的分解则需要酸性环境，所以许多专家都主张不要同时吃淀粉及蛋白质，认为这会延长食物在胃中的停留时间，甚至引起淀粉发酵。这个现象在同时大量食用糖及蛋白质时，可能真的会发生：甜豆浆、甜的蛋糕，如果一下子吞下了很多（不在口中多停留一下），就会使胃部反酸，产生不适。但在一般情形下，许多食物一起混着吃，尤其多咀嚼一下后，就不会是大问题。

食物的酸碱性是重点吗？

食物的酸碱性则是另一个讨论已久的问题。蔬菜是碱性，肉类是酸性，这几乎是人人皆知的常识。但是多吃肉类，血液真的会变酸吗？这个问题却一直没被认真回答过，也没有实验直接证明。一些碱性食物的广告总是告诉我们，哪些食物是碱性的，哪些食物是酸性的，但究竟应如何判别呢？我找了很久仅能找到的证据，是由这些食物的灰渣（ash），也就是将各种营养成分抽走之后所剩下的成分的酸碱性来推论。而所谓酸性食物与碱性食物似乎皆由推论而来，其实这些灰渣大多成为大便被排出体外了。

倒是酸性体质可能对健康造成的伤害，的确有许多警讯，例如消化不良、胃肠不适、水肿、口气不佳（口臭）、耳朵感染、喉咙发炎、头发过干或过油、痤疮、狭心症、痔疮、盗汗、内分泌失调、呼吸不顺、各种肿痛、痛经、肛痒、红眼、眼痒、指甲变薄易碎、皮肤过油或过干、失眠、关节疼痛、头痛、身体发痒、呼吸急促、口腔过敏、注意力不集中、头昏脑涨、眩晕、下半身肥胖……几乎所有能想到的轻微病痛和各种不良的状况全被包括了。

而专家建议的处方，除了他们的食谱及秘而不宣的方法（要付钱才告诉你）之外，比较通俗的大约有下述几个方法：

（1）多喝水。这会促进身体的基本功能自行平衡酸碱度。

（2）少喝咖啡、茶，尤其是汽水等酸性饮料。

（3）避免食用有防腐剂、色素等添加剂的食物。

（4）避免摄入人工甘味的成分。

（5）多吃坚果或蔬菜，最好想到就吃，当零食吃。

（6）呼吸，用力地呼吸。

（7）以正确的观念和方法混吃食物（如上所述，以避免淀粉酸化）。

（8）避免心理压力，学会开解自己的心结。

但是真正使体质酸化的原因，却没有触及。

如今我们发现二氧化碳才是酸性体质的真正元凶。再回头看看，这些专家所提出的警告，似乎不是空穴来风，而所提出的处方也都与减少身体内的二氧化碳，或将二氧化碳排到身体外的想法不谋而合。

以能量为出发点的食物观

血液是物质，而气是能量，血液是通过气来推动的。我们身体中之物质与能量又是由何而来的？它们又是如何产生的？这就要回到生命最基本的需求中来看。

其实不论身体内的物质或能量，最基本的元素都是由食物而来的。食物提供了蛋白质、脂肪、碳水化合物等主要营养成分，还有维生素、矿物质以及一些微量元素。我们的身体将吃进来的食物依照身体内的程序进行分解重组，身体中各器官也都依照需要及一定的程序进行更新。不仅是器官，组织更新也需要营养素，受损也要修补，又要抵抗外敌（内则为抵抗细菌、病毒入侵，外则为应付流血受伤的状况），因此就要不断补充新材料。

目前，西方营养学家非常重视各种营养素在身体内部之使用、储存。

近年来，因为食物的精制化，且科技愈来愈发达，生活日用及日常出行都有工具代劳，人的摄入愈来愈多，而活动却愈来愈少，故而肥胖成为人类共同的流行病，尤其是生活水平较高的国家。

例如美国体重超重者（BMI > 25）占了总人口的65%，而肥胖者（BMI > 30）也有30%。甚至一些发展中国家，如中国，体重超重者也达 25%，而肥胖者超过 6000 万人。

现代人的劳作比以往的时代要少得多了，而食物又变得更纯化，白米、白面、白糖等都含有高浓度的碳水化合物；而蔬菜、水果也被精制的果汁、罐头取代。鸡、牛、猪、羊，甚至鱼也都是养殖的。我们所吃的天然产品愈来愈少，又因加工食品取得容易也就愈吃愈多，肥胖也就变成了流行病。

而由肥胖带来的高血压、心血管疾病、糖尿病、肾脏病，甚至癌症，就成为导致现代人死亡的主要病因。

其实这些肥胖者也知道好吃懒做是导致肥胖的主要原因，但是面对这种人的本性，又有多少人能抵抗美食的诱惑呢？美国一个最近的民调显示，70% 的人宁愿胖，也不肯少吃美食，这个数据好像与 65% 的美国人体重超重相互呼应。

爱吃是人的本性，也是亿万年来演化的结果。在没有养殖业的远古时期，要吃到肉是需要以大量的体力——打猎——来取得的；在没有农业的更原始的时期，稻、麦、甘薯都是野生的，要靠体力去采集。自己做衣服，用手洗衣服，生火做饭，要吃到口、穿上身，是要劳心劳力的。

而今，坐在办公桌或生产线旁，只要动动手，领到了薪水，就可以用钱买到所有这些我们所需要的东西。我们动得比我们的祖先少多了，而吃得却比我们的祖先多多了。

在人类的演化过程中，人类在绝大部分的时期都是吃不饱的，所以人类就有了耐饿的本领，也就有了将富余的食物消化掉并且存起来的本能。所有能在生存竞争中活下来的物种都是储存营养的高手。

我们的味觉也随之演化出一些选择的规则。营养成分高的就好吃，例如胆固醇，就在内脏、蛋黄或鲍鱼、海瓜子、螃蟹等特别美味的食品中；而油脂也是高热量的食物，炸薯条、炸鸡、炸鱼、煎马公、海蛎

255

煎……哪样炸的、煎的食物不好吃?

所以减肥已成了最流行的时尚,就个人而言,身材的曼妙,有时比五官的美丽更重要。身材好,50 米远就受人注目了,而五官美要到5 米内才能觉察。何况肥胖又会带来各种疾病。因此,减肥可说是里子、面子兼顾的好事,也就难怪减肥这一行业会如此兴盛。

目前的营养专家,总叫人少吃多动,但是美食的诱惑、饥饿的难耐,又有多少人能抵抗? 基于此,低脂、低糖的食物就应运而生了,这些产品就像淡烟一样,只是降低了使用者的罪恶感而已,其结果也可以想象,吃三碗 80 大卡的低脂食物比吃一碗 130 大卡的普通食物还多了 110 大卡,又怎能减肥呢? 其实一起"肥"的还有制造低脂、低糖食物的公司,这个行业目前在美国的年销售额作者写作本书时已达321 亿美元,而且仍在增长之中。

目前流行的油切、流糖,标榜能把美味食品中的油带走,或阻止糖分吸收,但谁知又有多少效果? 真正"肥"的恐怕又是制造这些产品的公司了。

在对血液循环的探索中,我们发现,身体为了节省能量,静脉血液要远多于动脉血液。这给予我们极大的启示,食物除了为我们的器官、组织提供物质基础,也为我们提供美味的享受,甚至心灵的安慰,更为我们了每分每秒都在新陈代谢的身体提供能量。而在身体功能的优先顺序上,节省能量似乎有较高的优先权。所以我们是生来就懒做又好吃的,这也是基本的生存之道。

如果我们由能量而非物质的角度来看食物,就可以发现这是一个另类的崭新的视野。在这个视野下,我们不仅要考虑营养是构成身体的基本要素,我们还要考虑"好吃"对人本身食欲的满足和对心灵的安慰,更要考虑食物是如何产生能量来使我们的身体进行各种运作的。

这个想法与中医的思路是一致的。西医多在"血"上思考，多研究物质，而中医则多思考"气"这个推动血的能量。所以，这个以能量为出发点的食物观，应是继"气"之后，东方传统提供给这个世界的一个不说是更重要，至少也是同样重要的思考方向。